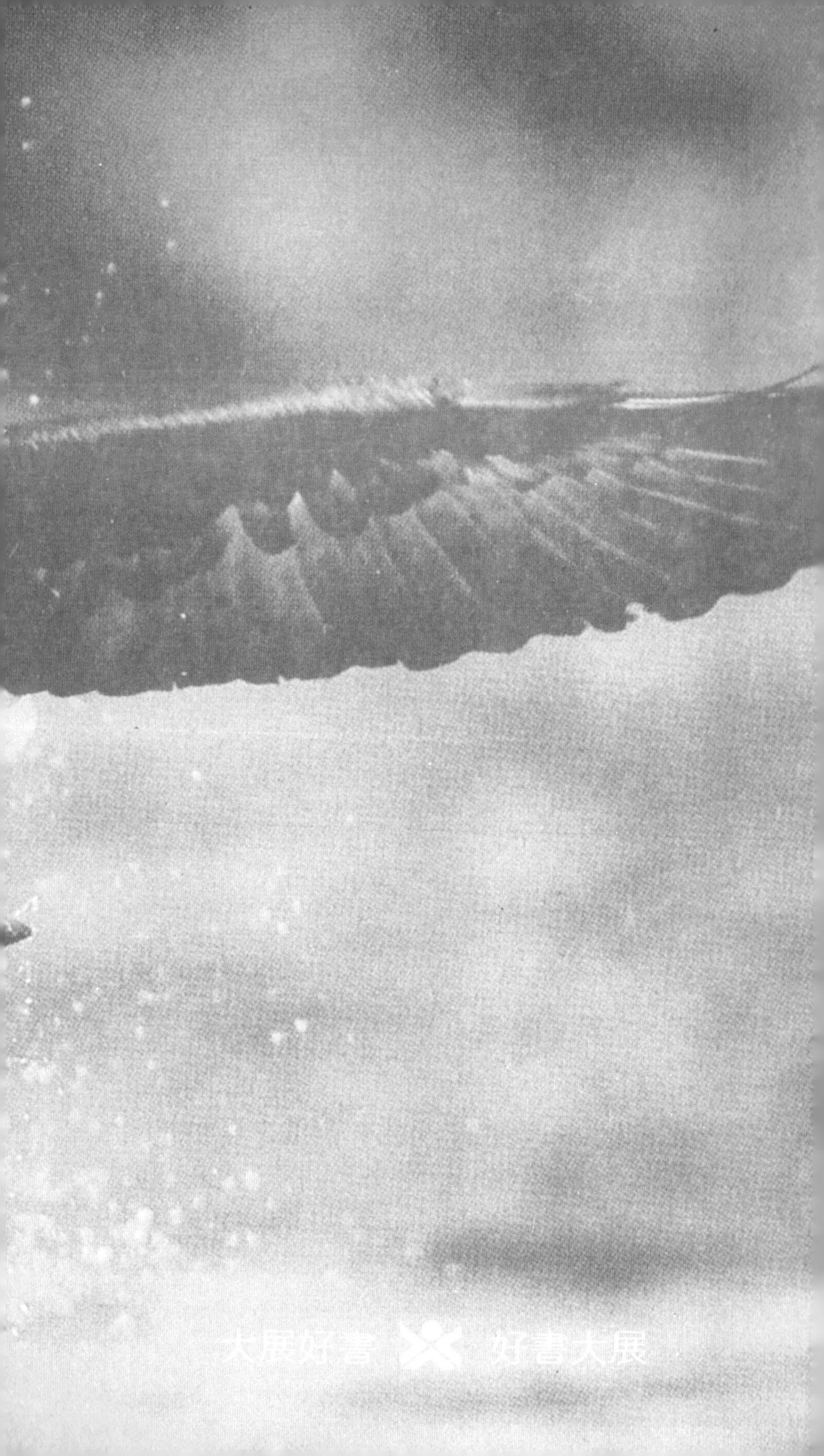

大展好書
好書大展

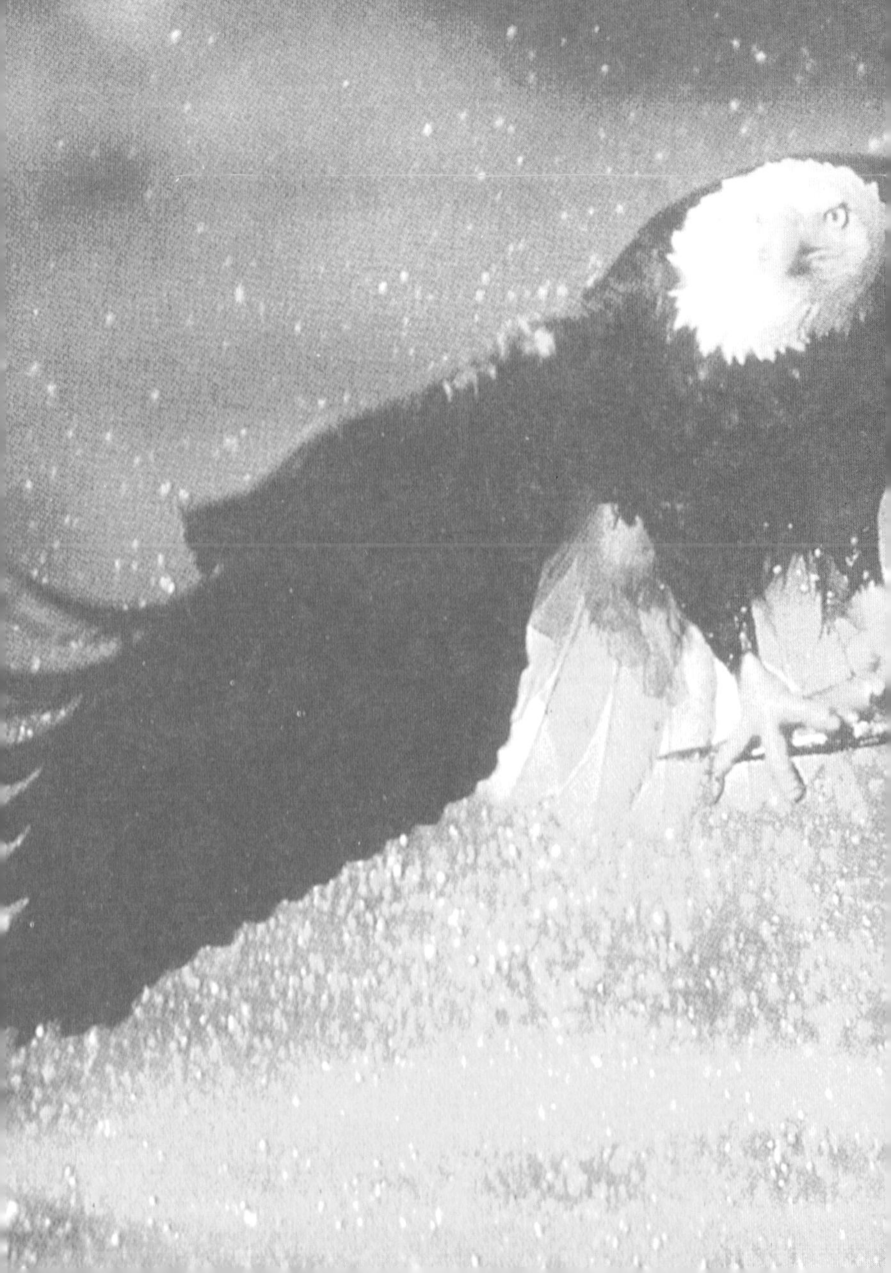

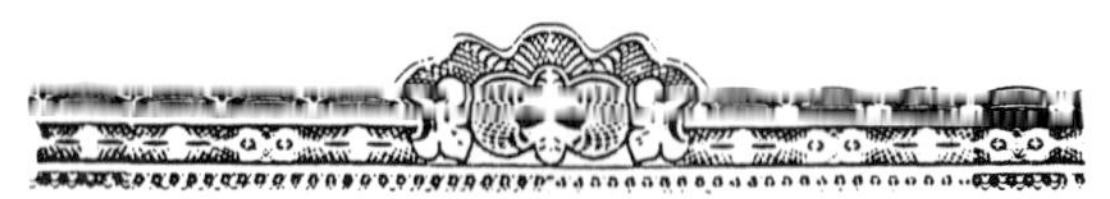

認識氣的科學

佐佐木茂美／著
陳蒼杰／譯

序　言

二十世紀被稱為科學的世紀，而二十一世紀則可能是氣的世紀。

在本世紀，由於科學長足的進步，為人類帶來了極大的恩惠。可是，卻有越來越多的人感覺到近代科學不一定是萬能的。因為科學在許多方面都是進了死胡同，再加上發生了許多無法以科學解釋的事件。

其中又以「氣」造成了極大的爭議。雖然還是有人對氣功師所創造的奇蹟全盤加以否定，認為那是不可能的事，不過這種想法目前在世界上已是少數派。

為了證實這一點，中國已經開始從國家級，正式對氣進行研究。因為「氣」不止可以增進健康、治療疾病，還以藏有無限之可能性，而引人矚目。

從十數年前，我就以科學家的立場開始了「氣」的研究。並開始設法確認，「氣」這種莫名其妙的物質是否真的存在。結果，藉由測定水之導電率的變化，證實了「氣」的存在，也了解了「氣」之性質的一面。

『氣之形成，提高方式』一書，是為一般的大衆，進行「氣」的科學解說，幸而獲得了許多熱心讀者的支持。而接下來的研究，又有更多的發現，其中最重要的，就是發現如何掌握「氣」的發生機制。

現在，已經可以用人工的方式控制「氣」了。在過去，能夠控制「氣」的，只有包括氣功師在內的少部份人而已。其實，一般人在不斷練習之後，「氣」對於健康的增進也很有助益，可是如此只能利用「氣」能量的一小部份。若能以人工的方式控制氣，則必然可以在任何地方使用氣。

實際上，這個目標有一部份已然實現。

此外，藉由「氣」之機制的觀察，甚至可以很有系統的說明生命現象及宇宙根本。

當然，這並不表示，我們對於氣的一切，都已然了解。「氣」的本質仍然是不明的，而我的發現，也有許多地方必須重新加以驗證。可是，我認為「氣」的科學已然進步至此的事實，必須讓大家都知道，所以才出版了本書。

「氣」是與生命現象密切結合的一種能量，可以引導出人類本來具有的能力，而且具有代替電能或原子能的可能性。另外，若是可以藉由氣保持身心平衡，那麼確實可以和平而健康居住的世界，也不是不可能實現的。

要使氣能夠在我們的身邊有所貢獻，就必須加深對具有無限之可能性的「氣」的理解。

本書若因為能使讀者的人生更充實而有所助益，則是作者最

☆☆☆☆☆☆☆☆☆☆☆☆☆☆☆☆☆☆☆☆☆☆☆☆☆

大的榮幸。

佐佐木茂美

☆☆☆☆☆☆☆☆☆☆☆☆☆☆☆☆☆☆☆☆☆☆☆☆☆

目錄

第二章　解開「氣」的謎對生命有所助益

第三章　目前所了解的「氣」的性質

第四章　任何人都可活用「氣」

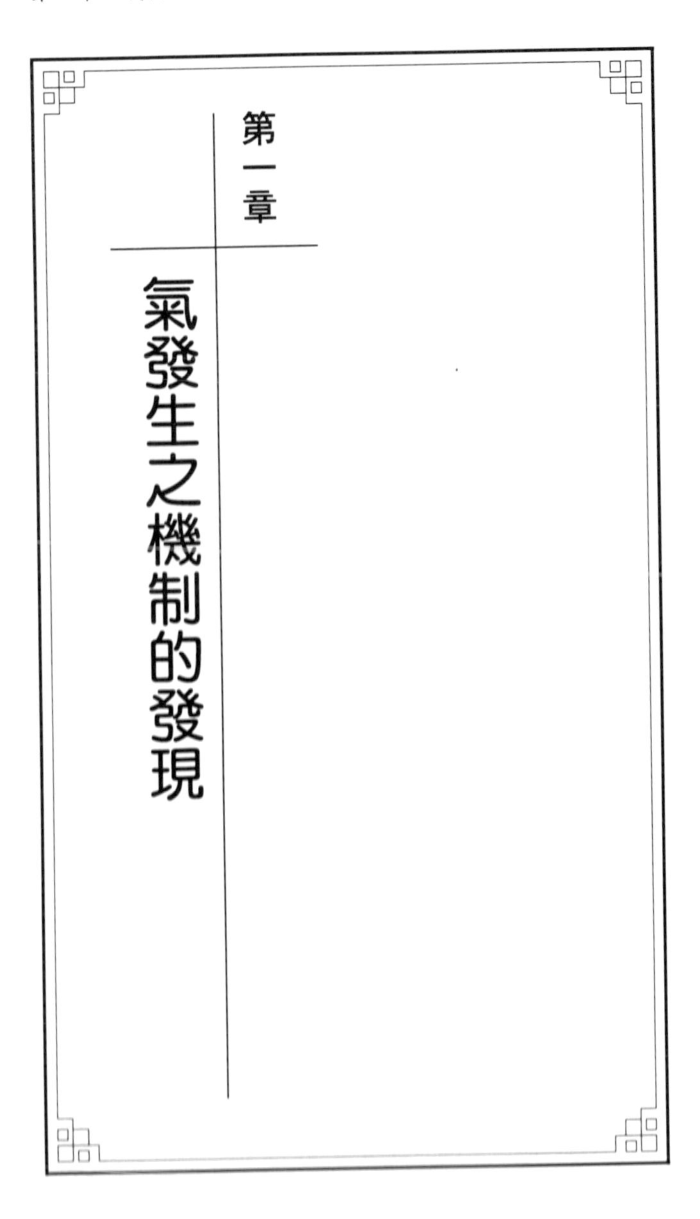

第一章

氣發生之機制的發現

(1) 解開零磁場的不可思議

以科學解明令人期待的「氣」

「疾病是因氣造成的一件事實」「氣功治療可以讓慢性病痊癒」「身體的氣若保持平衡，可以提高自然治癒力」諸如此類的話經常可以聽到。現在，「氣」已經不只是暫時性的熱潮，更已然根深於我們的社會觀念之中。

最引人矚目的是「氣」與自然治癒力的關係，有些西洋醫學的醫生，已將氣功納入末期癌症患者之治療的一環。不過，效果因人而異，其中有些人的確使癌細胞有退縮的現象。即使無法達到此種效果，也比讓患者在漫然的受到使用抗癌劑之副作用中，更能減輕痛苦，對於提高生活品質有很大的助益。

我所著的有關「氣」的書籍，第一本是於一九九一年出版，以一般人為對象的「『氣』的形成、提高方式」，當時，許多人半信半疑的接受了「氣」。但是，我感覺到現在的情況已有所不同了。因為在演講時可以感覺到，雖然仍不了解「氣」的內容，但已有越來越多的人接受它存在的事實。

在此種背景之下，出版了很多有關「氣」的書。「氣」如此廣泛的被認知，對於早期即從事「氣」之科學研究的我而言，是很令人高興的一件事。

在多數的情況下，「氣」都具有提高身心健康的效果。然而「氣」一直被認為是「真相不明」的莫名其妙物質。的確到目前為止「氣」仍有許多部份是不明所以的，「雖然不了解，但的確有效」的想法，與新興宗教並沒有分別。

這可能是現代科學仍然不願承認「氣」的主要原因。

我認為，要讓更多人運用「氣」，就必須將氣所擁有的性質加以明確化。

常常可以聽到有人說「雖然開始練氣功，卻很難有效果」，這或許就是將氣想像為莫名其妙之物質的結果。

「氣」並不是特別的人才能持有的能力，而是人人都可以活用的。為了將這條道路打開，因而希望能用科學的方法解開「氣」的性質。

藉著「氣」的科學，人人皆可活用「氣」

「氣」究竟是什麼？到底它是否真的存在呢？

只要是對氣有所關心的人，都曾有過這樣的疑問，可是，卻找不到一個可以令人接受的答案。而且，多數的科學家更以現代科學理論無法解釋為理由，否定「氣」的存在。

但是認為因為無法說明因此不存在的觀念，本身就是一種非科學的態度。實際上，非常多的人都感受到了「雖然自己不相信，卻發生了『奇蹟』」的事實。從這個角度開始思考究竟其中發生了什麼作用，或者根本什麼都沒有發生，才是一個科學家該負的責任。

正因為有這樣的感覺，所以我站在科學家的立場，開始進行「氣」的研究。結果，很多的實驗證明了氣不止是一種想像，而是一種確實具有物理性作用的存在（能量），只要以水為感受器，在完備的條件之下，就可以掌握客觀的數據。

這種情況，已在前者「『氣』的形成、提高方式」中提過，但由於後來的研究又發現了幾項事實，所以，將在本書及往後的機會之中詳述。

在所有的研究成果之中，首先要為本書的讀者介紹的是一種「發現」。那就是「氣」發生的機制。這是從「零磁場」的研究中導引出來的。雖然目前我的研究依然處於假說階段，但是這個假說，卻可對「氣」的各種現象，做清楚而系統的說明。雖然不知何時才能達成，但我確信實證此一假說的研究必然可以成功。

此外，「氣」發生之機制的明確化，可以說打開了「氣」之活用及實用化的道路。

解開「氣」發生之機制

一般而言，「氣」可分「內氣」及「外氣」。大體說來，流通於人體內部的氣稱為「內氣」，體外的「氣」則稱「外氣」。氣功師發出體外的「氣」則屬外氣。

控制「氣」的氣功也分為「內氣功」與「外氣功」。「內氣功」是調整意識、呼吸、身體的動作，使「氣」充滿、循環於體內，並保持全身「氣」的平衡。相對的，「外氣功」則是將「氣」發出體外，對外產生作用。

但是，這種將「氣」分為內氣與外氣的方式，只是一種方便。其實兩種氣是一樣的，人類的身體平時就不斷的有氣出入。

我的研究，是以外氣為中心進行的，由於多次進行「氣」之測定檢驗，發現了一些不可思議的現象。我們在無感線圈所造成的零磁場中，發現了與氣功師發出「氣」時相同狀態的現象。

這樣的說明，必然令許多人感到莫名其妙。下面的說明雖然難懂，但我會儘可能清楚的說明。

首先是「無感線圈」，在說明之前，先複習國中理化的內容。導線通上電流之後周圍全產生「磁界」（又稱之為磁場）。我想，已經有人開始聯想以導線為中心的磁力線。磁場的方向（磁力是由N極流向S極，磁石的指針指向N極），會因導線流通之電流的方向不同而改變。

接著把導線捲成線圈，則線圈的周圍會佈滿方向一定的磁場。磁場的強度，因流通於線圈之電流的大小及線圈的圈數不同而異。利用此種線圈製造的就是電磁體，在理化課時，在鐵釘周圍纏上導線製成電磁體的實驗，相信很多人都做過了。導線通上電流之後，就會如磁鐵一般的吸引鐵片，切斷電流之後，磁鐵的作用就消失了。

只要將這個過程再回憶一遍，接下來就容易了。把兩根導線平行並列且通上大小相同的電流，又會發生何種情況呢，要回答這個問題應該不難。

兩根流通同向電流的導線會互相吸引。若是流通的是逆向的電流，會發生互相排斥的現象，這裡要詳細觀察的，就是通上逆向電流的情況。

根據前面的說明，兩根反向導線周圍會產生不同時針方向的磁場，兩個磁場的重疊部份會互相干擾，磁場的方向及大小會因此改變。在其中必然會出現磁場強度為零的部份。

也就是說，兩邊磁場的強度相同，磁場的方向卻正好相反的位置，由於正負的相互抵消正好成為零。

「無感線圈」（NIC：Non Inductive Coil）運用的就是這一項原理。這種線圈最大的特徵是在於捲線的方式。也就是說，導線先以一定的方向捲成線圈，接著再把導線以相反的方向捲成線圈。

聽我這麼說了解線圈的人可能感到很驚訝。因為線圈和導線不同，即使流通的電流方向是相同，若是線圈捲的方向不同，磁場的方向也會不同。也就是說，磁場的方向會因左捲或右捲而完全不同。因此，假若線圈的捲法在中途變成反向，則線圈通上電流之後，右捲部份與左捲部份所產生的磁場互相抵消，結果成為零磁場。

下面的比喻可能比較奇怪，但我們可以說就好像朝某方向運轉的馬達，連接著反方向的馬達，造成了運轉的停止。所以「無感線圈」乍看下是沒有意義，極不經濟的線圈。

置於零磁場的水與加入「氣」的水顯示相同的變化

從很久以前開始，無感線圈的存在就已被認知，可是並沒有受到重視。因為製作此種線圈無法成為實用工具。

我所著眼的，是線圈流通電流後，周圍磁場完全不產生變化的部份，也就是產生「零磁場」的部份。當然，零磁場使用再精密的儀器，也無法計測。因為零表示沒有任何變化，因此計測器的指針停在零上完全靜止不動。

計測器的測定若完全為零，依現代科學的想法表示什麼都沒有。但是真的「什麼也不存在」嗎？

我們研究無感線圈，製造了容易形成零磁場的裝置。並確認將水放在容器內置於零磁場內，會使水的性質發生變化。其實，在日本第一個進行這項實驗的，就是以波動論著名的已故大橋正雄先生。

更具體的說，就是將無感線圈放在容器（玻璃製的量筒）內，再將容器放入裝有蒸餾水的燒杯內，讓線圈通上一定時間的電流後，調查燒杯中水之導電率的變化。

結果確認放在零磁場中的水，與氣功師加入「氣」後做成之氣功水，呈現相同性質。也就是說，水的導電率增加了。而且，其變化呈現與測定氣功水時相同的變化。

此外，實驗中還調查了同樣設置無感線圈，沒有通電的情況及線圈通了電的情況。無感線圈不通電時水的性質當然沒有變化。若是一般線圈通上電，導電率也一樣會有變化，但與無感線圈相比，其變化極小。

磁場對水產生影響，使水的性質改變，是衆所周知的事。但是，被認為什麼都沒有的零磁場卻對水造成影響，則是一個令人驚訝的發現。而且，這些水，若放置於零磁場中，更有將蒸餾水變化為氣功水的不可思議結果。

在這裡，我將省略實驗細部手續的說明，只表其概略，當然每一次也都準備了與置於零磁場相同之水的對照水，並且儘可能的排除使水之性質改變的其他要素，對於容器的處理也十分小心。

至於放在零磁場的水為何導電率會升高，應該解釋為接受了零磁場中的某種能量後，使水的性質發生了變化。換言之，零磁場中有某種能量的發生。

結論就是，這種能量我們可以稱之為「氣」。換言之，零磁場發生「氣」，也存在著「氣」。

零磁場發生「氣」

在使用無感線圈重複進行實驗的過程之中，發現了許多令人頗感興趣的事實。舉例來說，線圈中流通之電流的強度、波形，周波數，處理之時間不同，會有不同的變化，但是其變化與氣功師依意識所控制而產生之變化十分類似。

在測定氣功師所放出之「氣」時，發現「氣」有數種種類，但是同樣的在零磁場的實驗中，也確認了同樣的情況。

藉由無感線圈而觀測「氣」

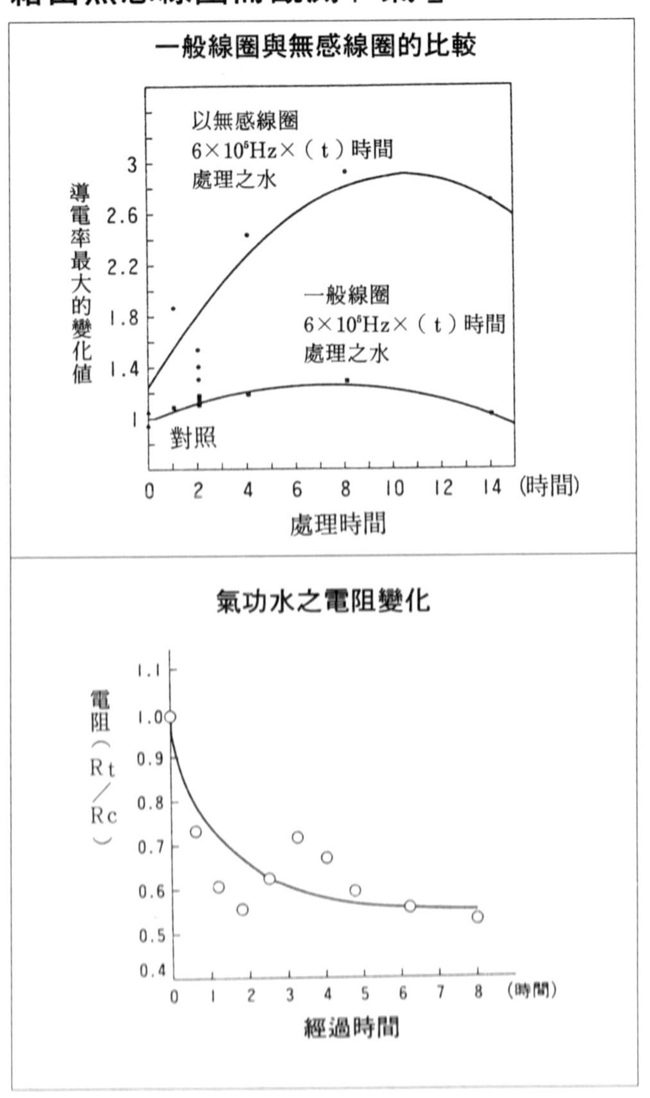
一般線圈與無感線圈的比較
以無感線圈
6×10⁵Hz×（t）時間
處理之水
導電率最大的變化值
3
2.6
2.2
1.8
1.4
1
一般線圈
6×10⁵Hz×（t）時間
處理之水
對照
0 2 4 6 8 10 12 14 (時間)
處理時間
氣功水之電阻變化
電阻（Rt／Rc）
1.1
1.0
0.9
0.8
0.7
0.6
0.5
0.4
0 1 2 3 4 5 6 7 8 (時間)
經過時間

除了水之外，也曾以植物、魚類、鳥類等不同的對象進行實驗，結果也發現無感線圈形成的零磁場與氣功師發出之「氣」具有極類似的影響。

根據這些實驗，可以確定無感線圈通電時間（處理時間）不同，溶入水中之「氣」的量也會有所變化。

簡單的說，「氣」的量可用導電率的變化而確認。

從測定的結果可以知道，導電率的變化依處置時間的變長而增加，以八小時至十一小時最大。但是，若再增加則反呈減少的趨勢。

因此，我們可以了解要使「氣」溶入水中，需要某種程度的時間。

從一連串的實驗中可以知道，乍看下沒有任何東西存在的「零磁場」，其實具有無法計測的實體，並具有某種能量，足以對水或動植物造成影響。由於所造成的影響，與氣功所發出的「氣」非常相似，因此我認為是發現「氣」之本體的關鍵，也因此「氣感線圈」吸引了各方的注意力。

這些發現，可以說對過去「氣」的掌握方式產生了極大的影響。過去對「氣」的研究，「氣」只能靠氣功師的特殊能力才能得到。原本我的「氣」實驗，也都必須借助氣功師的力量才能進行，零磁場的發現，卻擴大了「氣」的研究範圍。而且，也開拓以科學化解開「氣」之內容，並將能量更廣泛的加以應用的研究。

這項發現在對「氣」全力投入研究的中國獲得相當的好評，於是開始了數項的中日共同研究計畫。

可是，在中國所進行的相同實驗，卻得不到與我相同的結果，產生的數據也不相同，可能的原因應該是日本的水質與中國不同之故。

實驗時所使用的蒸餾水，雖已經過數度蒸餾，但是原本的水性質卻依然存在，會對實驗的結果造成影響。

雖然「氣」的測定實驗，會產生諸如此類的障礙，但是為了解開零磁場的謎，這一類的研究今後一樣要持續下去。根據這一項研究，也許可以對「氣」有更多的了解。而其結果如何，我十分樂觀其成。

(2) 「零（無）」是否有能量存在

「零」與「氣」不可思議的關係

從實驗的結果來看，只能夠解釋零磁場發生了「氣」或聚合著氣，但要了解零磁場之不可思議性質，下一步要思考的，當然是為何有此種現象發生。

有關於這一點，我架構了自己的理論，但在此之前，要簡單的複習一下零磁場。導線以一定方向捲成線圈之後，使線圈通上電流，令周圍產生磁場。然後要做一個剛好可以抵消這個磁場的相反磁場，所以用相反的方向捲成線圈。

當這個線圈通上電流之後，兩個磁場當然會互相抵消，不會有磁場的變化，而這個部份便稱之為零磁場。

這裡請各位思考一下。線圈完全沒有通電的時候，磁場不會有變化。無感線圈通電之後成為零磁場，所以，外表看來磁場並沒有任何變化。那麼，零磁場是否和不通電時的狀態相同呢？

那麼，我們是否可以如此解釋，當正負的力量相互抵消的時候，其實是一種能量的「集合」呢？

舉例來說，日本列島有「斷層」存在。其中的活斷層會引起可怕的垂直型地震，在先前的阪神大地震中，已經使我們很清楚的了解這一點。也因此增加了許多人對斷層知識的了解，但是，在斷層周圍卻聚集著許多，我們將在第二章中所詳述的「氣」。

另外，第一個發現斷層聚集著外氣的，是中國元極學的張志祥師父。

簡單的說，斷層是由兩側相互推擠的力量所造成的。就好比相撲力士互相交手的姿勢，兩人都使盡全身的力量推擠，但是，由於相互的力量相等，因此在場內的相交之勢是完全不動的狀態。

斷層雖有巨大的力量，但由於互推的力量均等，所以看起來是保持靜止的，大地完全不動。可是，可以以此而推測蓄積著極為龐大的能量。

如果力量平衡，或是能力吸收過多之時就會引起地震以釋放能量，如此，斷層與「氣」的關係，與零磁場與「氣」的關係則有相通之處。

「無感線圈」也產生了力量保持平衡的「場」，所以很可能蓄積了大量無法以傳統計測器的「氣」能量。

重視「零」與「無」的古印度人、中國

我們平時往往在無意中使用「零」等數字。例如，每月收入十萬，支出十萬，表示這是相減之後什麼也沒有的零。或說「這個情報的價值為零」，只有在表示沒有任何意義的時候，才會使用「零」這個字。

可是，「零」其實是具有重要意義的。人類不知道是從何時開始有數字的觀念，很可能是從人數或食物的果實、野獸、鳥等開始的。在過著原始生活的部族之中有些部落仍只有一、二、三的觀念，更多以上就用「很多」來表示。

但不論如何，自然界並沒有「零」的存在。

第一次有零這個概念的是古印度人。而中國則是以「無」來表現。只有具有高度的思考活動後，才會有「零」的概念出現，因此，古代的印度人或中國人，對於「零」或「無」都感到其強烈的神秘性。

藉著對「零磁場」的研究，我不由得對極為重視「零」與「無」的古印度人及中國人的直覺力感到驚訝。包括斷層的例子在內，我相信「氣」與「零（無）」必然有極為密切的關係。

因為從各種角度研究「氣」可以發現，最重要的因素是「平衡」。例如，在前著中所提到的，測定體內之「氣」的流動時，經常會出現變化，若是健康的人，「氣」會保持上下左右的平衡。可是，「氣」若滯停，則必然有積存與缺乏的部位出現。

這種「氣」的不平衡若是持續下去，當身體某一部位的「氣」無法作用之時，這個部位就會成為身體異常（疾病）的原因。

氣功師發出「氣」對此類患者進行治療，若測定患者身體經穴（即所謂的穴道）所產生之電阻的變化，可以發現身體左右維持平衡，並促進氣之流通的結果。

也就是說，身體由正中央分為左右，比較左右之電阻，若身體之右側上升，則左側即下降，也就是重複呈現翹翹板的現象。

可是另一方面，氣功師在發出氣的時候，身體右側穴道與左側穴道的電阻，會交替的升高與下降。而且，氣功師與患者間的關係是，當氣功師右側穴道之電阻升高時，則患者左側穴道電阻增加，相反的，當氣功師左側穴道的電阻增加時，則患者右側的電阻增加。

不但如此，一切的「氣」都與平衡有關。

「氣」以平衡為要

反過來說，對人體會有不良影響的，就是缺乏平衡的物品。例如，電腦等ＯＡ機器所發出的電磁波或超音波，其波長或波型都是不平衡的。這些波長當然會對人類的健康或腦產生不良影響。

若是考慮平衡，則可謂保持平衡的狀態與「零」有相同的性質。例如，陀螺保持平衡的旋轉時，乍看下彷彿完全靜止在場地上。雖有旋轉運動，但是軸的移動或本體前後左右晃動的情況則是完全沒有。

像這樣保持平衡的場，換言之，就是正負力量保持平衡而成為零，也會如零磁場般發生「氣」，凝聚「氣」。反過來說，像電磁波這種「紊亂的波長」，也可用某種方法使之成為平衡的好波長，成為零，便有可能成為對生物有益的能量。

這是我在重複實驗中所獲得的結論，其實這是古代中國人早有的概念。各位都知道中國傳統文化的最大特徵，就是重視全體的平衡，根據陰陽兩種相反的氣的平衡，即可掌握一切事物的變化。並且認為陰陽平衡，也就是我所謂的零，才是最好的狀態。

「零」絕對不是什麼都沒有。而是藏有巨大的能量。

現代的科學技術，則因為無法測定此種能量而將此種能量的存在全然加以否定。可是，相信不久的將來，這個問題一定能夠得到解決。

(3) 可了解「氣」之機制的「皇極圖」

易所重視的「太極圖」究竟具有何種意義

各位是否聽過「太極圖」這名詞?第一次聽到這句話的人，可能看過一次或兩次的太極圖。舉例來說，鄰國韓國國旗上圓內的S字，就是太極圖。自從夏威夷的風浪板廠商將之使用為商標之後，年輕人都對之很熟悉。也許會有很多人猛然想起「啊!我看過」。

太極圖是發源於古代中國的道教，用來表示宇宙的結構，因而是長期受到重視的文物。若是回溯根源，就可以回到中國思想的基本思考方式或出發點:易經的陰陽論。

圖以黑圓表現「陰」，白圓表示「陽」，兩者互相保持平衡，成為旋轉的旋渦狀。在中國所見的太極圖，多半各在陰、陽的部份各畫一個如眼睛般的小圓，據說，顯示的意義爲陰中有陽、陽中有陰。

太極圖的周圍多半畫著易經的八卦。八卦是以一根長畫表陽，中斷分割的兩根短畫為陰。韓國國旗上的八卦只畫了四個，一般是要畫八個的。而且，通過太極圖的中心點，任兩個相對的卦，都是陰陽相反的，以保持陰陽的平衡。

說實話，太極圖正好是我們在研究無感線圈或斷層等，表現「氣」之姿態的圖案。也可以說是古代中國的一些「超能力者」，實際感受到了「氣」的姿態，並親眼看見了而做成的圖形。

這張圖在東方思想的宇宙論中被廣泛的接納。尤其是在將萬物之事象，一切都接受為宇宙之意志的『易經』，和被認為是一切事象之根本原因的八個關鍵，也就是說八個卦都被重視，據說，圖本身即具有不可知的力量。

沒有想到，我的研究竟然為它加上了科學的根據。

研究量子力學等最先進之物理學的人們，最近開始留意東方思想，而進行「氣」之科學研究時，也必須回溯東方思想。

相對於西方的科學思想，東方思想一直被認為是非科學的，但若要掌握宇宙或生命的根源，則東方思想必然在未來將更受矚目。

看太極圖便可以了解「氣」

要說明「氣」，若直接使用中國所傳下的太極圖，也許稍微困難了點，但其變化型就比較容易了。太極圖有數種模式，三十八頁所示，是我依傳統太極圖所創造出來的。

在零磁場的項目之中已經說過了，正負的能量可解為互相推擠之力量）力量均衡時，看起來是零的部份會發生「氣」或集合「氣」。以圖來說，陰陽互相干涉所形成之雙S狀的部份是為「零場」，也就是「氣場」。「氣」聚積在這裡。

將周圍之八卦留下的原因，是因為在「零」場中包含了各種零的要素。如前所述，將通過中心之直線所連接的兩個卦用「加法」合算，陰陽會等於零。

因此，零仍然包含了各種要素，所以才將八卦畫在太極圖周圍，但是此時並不考慮八卦本身的原來意義。

看過圖後各位覺得如何呢，是否覺得對先前進行之零磁場的說明，可以一目瞭然呢？

連電子中也存在著太極圖結構

電子偶中之空間太極圖結構

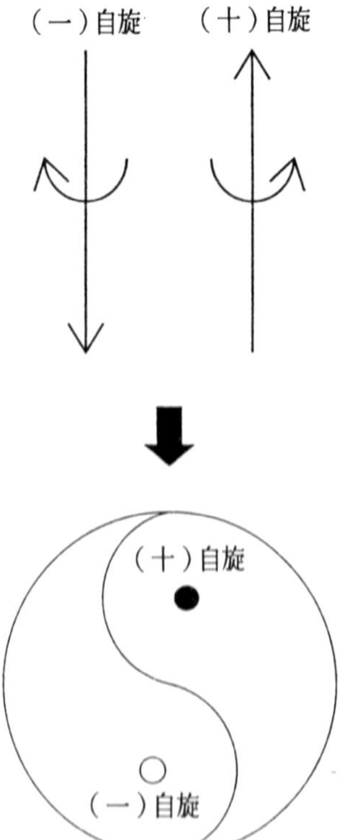

(一)自旋　(十)自旋

(十)自旋

(一)自旋

電子的自旋狀態，(十)自旋與(一)自旋的相互作用，正好表現了空間太極圖的結構。

藉著太極解開「氣」的謎

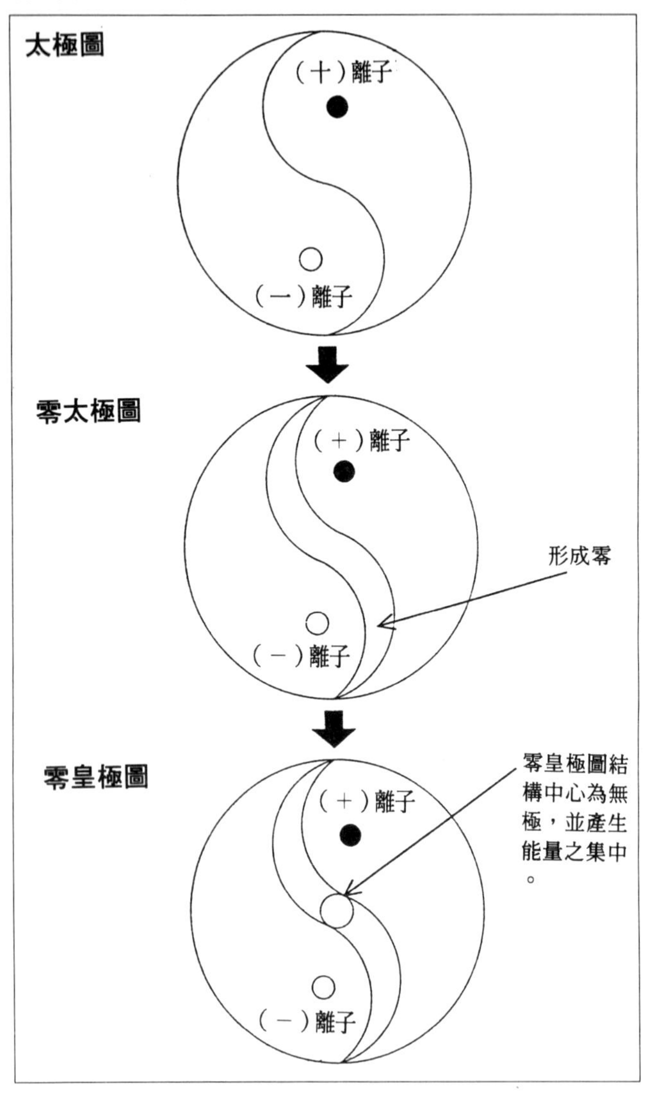

為了使太極圖更一步的逼近「氣」的本質，下面還要再介紹「皇極圖」。

藉由皇極圖進行「氣」的各種說明

太極圖是由陰陽的旋渦狀所組合而成，其實，「氣」與旋渦的形狀有密切關係。前著也提過這個問題。「氣」是旋渦狀的能量，雖同樣是氣，但左旋與右旋的性質並不相同。

那麼，這種螺旋狀的旋渦能否集中物質呢？因為這種想法使我開始進行相關實驗，我是以水晶來進行實驗。水晶的結晶是螺旋構造，並分為右旋與左旋兩種，在這個實驗裡完全依照我的預測，檢證了螺旋狀可集中氣的想法。不止水晶如此，凡是旋渦狀的場（結構）都比較容易聚集氣。

因此，當轉動太極圖的時候，中心會產生靜止的小圓。這裡是零中之零的部份。

這個中心的小圓稱為「皇極」，我認為在皇極中，經過各種零的「加算」之後，會形成更高度「氣」能量的生成。

也許有人認為「零再加多少還是零」，這種說法並沒有錯。依現在的科學技術，不論聚集了多少的零，結果依然是零。這表示依現代科學完全檢證不出零有各種種類的事實。在這裡我要再強調零不是「什麼都沒有」。

而且，皇極圖向左旋轉時，皇極會放出「氣」的能量，向右旋轉時，則會有吸收「氣」之能量的作用。

皇極圖所表示的不是比喻性的模式圖，而是「氣」的本質，下面將作更詳細的說明。

原子的成立，可用皇極圖來說明

各位都知道物質的最小單位是原子。不論我們人體，或無生命的無機物，其結構最後歸於原子。

原子的結構，是由質子與中子所形成的電子核，周圍並圍繞著電子。而且質子帶正電，電子帶負電，兩者之電力是均等的，相信這些在學校都已經教過了。雖然離皇極圖的話題有些遠，但我仍要以氫原子為例，說明零場的能量。

各位都知道氫（H）只有一個電子，是所有原子之中結構最簡單的。可是，自然界中並沒有單獨的氫原子存在。因為在單獨的情況下會非常不安定。氫原子必須兩個結合為H_2才能夠安定，氫便以此種分子的形態存在著。

在這種情況下的氫分子，成為兩個核共有兩個電子的形態。也就是兩個電子圍繞著兩個核，但是為什麼分子以這樣的形態，氫就可以保持安定了呢？

電子，正如地球自轉又圍繞太陽的周圍一樣，除了各自運轉之外，還環繞著電子的軌道。問題是，電子由於旋轉方向的不同分為兩種。假定向右旋轉的是正（正自旋），則向左旋轉的為負（負自旋），正自旋的電子與負自旋的電子成偶（一對）的時候，電子才能保持平衡，才能成為安定的物質。單獨之下的氫原子不安定，必須成為H_2才能安定，即被認為是因電子自旋必須成偶所造成的。

因此可知，氫分子之兩個電子的關係，正如皇極圖的描畫。兩個電子分為正旋跟負旋，正負保持均衡之態，並且各自環繞（環繞原子核的周圍）。因此，被認為產生了「零場」，也就是「氣場」。第一個提出這種想法的是物理學家苗鐵軍博士。

以氫為例進行說明，乃因我認為依皇極圖可以說明「能量的結構」。這絕對不是異想天開。雖然現代的物理學家還無法完全了解電子環繞原子核周圍之能源的來源為何，但卻不完全否定「氣」與能量的關係。

不，應該說若是將「氣」排除，就無法解開未知的部份。

藉太極圖解開生命之謎

我們再將以上的說明整理如下。

正的物質與負的物質成為一對時，在這裡稱之為「雙極子」。雙極子的構成要素保持平衡，且又加上旋轉的時候，會產生太極圖的結構，並出現皇極圖的結構，以聚積「氣」。

我認為這樣的概念可能更迫近生命之謎。例如，遺傳因子分子之DNA。DNA正如兩根繩子（多核柑酸鍊）互相扭在一起，形成雙鏈螺旋結構，這是各位都知道的。換個角度來說，雙鏈螺旋結構亦可解為方向相反延伸的兩條螺旋。

這不正好與太極圖相通嗎？

生命現象與「氣」有極密切的關係，我們可以認為，在生命現象的場中，存在著正與負的雙極子，並有如同描畫太極圖的結構，而且產生了氣。

當然，這種想法不過是我的假說而已。可是，到底思考太極圖能否逼近生命或宇宙的本質呢？我認為這一點在皇極圖中隱藏著極大的可能性。

皇極圖與中國元極學的象徵標示十分相似。有關元極學的部份請容後詳述，那是一個以現代觀點對中國傳統文化重新再構築，並活潑的推行「氣」之實用化的研究與活動的集團。其領導人張志祥先生，出生於有家傳獨門氣功的家族中，具有優秀氣功師的能力，也是一位人格高潔的人。

元極會中稱為「元極圖」的象徵標示，就是在太極圖的中心加上了小圓。元極會將中心的小圖稱為「皇極」，我的皇極圖的命名，就是借用它而來。

我依各種實驗探討「氣」的性質，結果才得到皇極圖的結論，但與張先生以氣功師的直覺洞察「氣」的本質竟然完全一致，應該不是一種單純的巧合吧。

(4) 「氣」的實用化可以改變世界

與中國人體科學院共同進行研究

「氣」起源於中國，是大家都知道的。電視在介紹中國的時候，必然介紹早上公園內一群人在練太極拳的景象，以及許多優秀氣功師進行疾病治療，得到了近乎奇蹟的結果。

但有關「氣」之控制研究，在中國也是屬於剛起步的階段。因為對中國人而言，「氣」所產生的許多現象都屬於理所當然，不值得大驚小怪。也不認為有以科學的角度研究「氣」的必要。就好比沐浴在電力恩惠的現代人，不會一一的對「電是什麼」抱持疑問，以理所當然的想法使用電力。

因此，有關日本人所進行之「人工外氣」的實驗，中國人會感到十分新鮮。我剛到中國發表實驗結果的時候，擔心很可能像在日本一樣，「氣」的科學並不被認同。

不過，真不愧是「氣」的發源地，中國方面很快就了解「氣」不只可以治療疾病，也藏有廣泛運用的可能性。而且，我認爲有關「氣」的正式活用，很可能對冷戰結束後，不斷出現紛爭的地區，可以帶來和平，而中國方面的思考層面十分龐大，也認為「氣」的科學研究是有用的。

在中國，從一九八八年開始，便在代表中國科學界的錢學森教授的指導之下，設立了國家級的大規模組織，進行「氣」的活用研究。

在過去的體制下，這是無法想像的。過去的中國，氣功師由於藉著治療而對社會有所貢獻才得以存續，雖然也對「氣」進行研究，卻僅只於治療的範圍。可是，正如先前介紹的，元極學研究會的集團活動得到了認可。

正式開始進行研究的中國，在世界的「Sigh」與「氣」的研究中，居於領導地位的時日，已指日可待。人體科學院的英文表示是為「Society for Mind-Body Science」。意指身心統合之科學。我們是以與人體科學院共同研究的形態加入的，並進行中日合作多項的研究計畫。

幸而我們過去「氣」的實驗與研究在中國獲得極高的評價。在中國發表研究成果時，他們對我的介紹是「為了回報過去鑑真和尙將佛教傳入日本，佐佐木先生要把『氣』傳入中國」，其誇張的讚賞，令我面紅耳赤。而且，在北京也準備了我的研究、實驗室。這是很難能可貴的，因此，與人體科學院的共同研究，進行十分順利，得到相當多的成果。

新能源的出現

最近時常聽到「free energy」、「free」意味著「自由、免費、無盡藏」的能源。現在，世界有許多的科學家，都很認真的進行「free energy」的研究。

目前仍然沒有確實取得free energy的報告，不過，研究者共通的想法如下。不論大氣中、地中、水中，整個宇宙空間充滿了現代科學無法計測的某種「能量體」，只要能有效取出，便可轉換成電力人類可加以利用之形式的能量。

對於這種想法的反應，則分為兩個派別，一是認為「豈有此理」而一笑置之；另外一派則檢證其可能。就目前而言，前者佔了大部份，目前此種假說的真偽未被證實。可是，就理論上來說，其可能性是被認同的。世界各地的free energy的研究者，數年來每年都在美國召開正式的學術會議，發表研究成果。所以是一個不容忽視的問題。

幸好在日本也有一位世界級的研究者。井出治先生曾發表一篇標題為「未知之第三電動力存在的可能性」，刊載於一九九五年美國的物理學雜誌。

井出先生是把線圈與電容器所產生的共振電流轉為馬達之驅動力的特殊線圈，將加以誘導的磁場令其彼此相互吸引、排斥，而把產生之電力貯存在電容器內。

這一點，與我利用無感線圈所產生之磁場互相推擠、回轉所產生之零磁場蓄存於水中的方法，有驚人的相似點。雖然尚未完成取出「無盡藏」之永久機構，但卻是過去之常識無法想像之高效能的發電機。

我對井出先生之發明最感興趣的部份，是發電壓上升的原因。雖然目前原因不明，但是大氣中可能存在著某種能源，但是藉著干擾磁場的裝置，可以造成能夠取出「空間中能量」的狀況。若是可以達成，則取出之能量即為「氣」。

像這樣，我認為可取出空間之能量的裝置，將逐漸的被發明，而這些系統，也逐漸受到世界的認可。可是，日本的學會卻對這些研究閉關自守。井出先生的論文，已受到美國學會的認可，但日本學會卻仍視之為異端。

值得安慰的一點，是日本有志於向free energy或「氣」之研究認真挑戰的人已然出現。或許在未來，日本的情況將有極大的轉變。

以太即是「氣」

相信有不少讀者一聽到空氣中充滿了free energy就聯想到以太。在牛頓的時代，經常在爭論它究竟是否存在，因此在物理學的世界裡，被稱之為「痲煩」。

這是起源於「宇宙空間中存在著什麼東西」的疑問。對於這個問題，一直分為有某種物質存在及沒有物質存在兩派，長期不斷爭論著。

持肯定論的人認為在宇宙空間中傳遞著電波、宇宙線、光等。如此一來，應該存在著傳遞這些東西的媒介才對（例如音波若沒有水或空氣等媒介則無法傳達），所以其正體不明的媒介稱為「以太」（ether）。

持否定論的人認為，像聲音這類可以在空中傳遞的波，卻無法在宇宙空間中傳遞，但是電波、宇宙線、光等，事實上也能在沒有空氣的宇宙空間傳遞。這是因為在宇宙空間中傳遞的都不是波，而是極細的微粒子。

以太的爭論，因為相對論之出現而被否定了其存在，終於畫下休止符。但是這些衆多理論都只留在假說的階段，並未經過證實。不論是「以太」或「微粒子」，都因過於微細而無法確認其存在。老實說，結果都只是進行到依各種現象分析或理論化，用邏輯計算方式的「湊合」而已。

可是，若將「氣」或「free energy」在現實上加以解明，考慮其「空間中看不見之能源」的觀點，可以發現只是稱呼不同而已，假定以太是存在的，則其一切的結構皆可獲得說明。我本身認為「氣」與以太類似，而且以太可能是「外氣」的一部份。

在我們居住的宇宙空間中，擁有無盡藏的能源之海。若可以利用這項能源，則暗藏能源危機與環境污染等嚴重問題的人類未來，必然可以有極大的改變。

第二章

解開「氣」的謎對生命有所助益

(5) 以水為傳感器測定「氣」

「氣」可以直接測定

「氣」之科學研究最困難的瓶頸，是沒有直接測定「氣」的方法。

舉例來說，練氣功的人說：「使身體中的氣循環。」或者接受氣功師之氣的人會說：「感覺氣進入身體。」這些人感覺到「氣」的存在，實際上當時的身體變化，也可從穴道的電阻變化而加以測定。可是，如果要求「那，請把氣拿出來讓我看看。」就無法回答：「好，這就是『氣』。」

「氣」的確是存在的，但是測定「氣」的方法卻仍不存在。

在這種情況下，「無法測定」是因為沒有測定之技術所以無法測定，而不是因為不在所以無法測定。

例如，人類與動植物是由細胞構成的，但是，這是當我們發明了顯微鏡這種可人看見比肉眼可見更小之物質的機械之後，我們才得以知曉的。那麼，在顯微鏡發明之前，細胞是否就不存在呢，當然不是。在人類誕生於世之前，也就是從生命誕生的太古時期開始，細胞已在進行生命活動，並藉由遺傳因子傳遞生命情報。

所以，大家應該可以了解到，並不是「無法測定」就可以否定其存在的。雖然目前許多的科學，仍然下了「既然『氣』無法測定，就等於『氣』不存在」的輕率結論。在第一章所提的零磁場也是一樣，認為「零什麼都沒有」，於是不想再探討下去。可是，在否定其存在之前，測定技術的檢討應該是更重要的。

我發明了以水為傳感器，測定「氣」的方法。

如前所述，「氣」是親和於水的。簡單的說，就是易溶入水中。而加上「氣」的水，性質會發生變化。藉由性質的變化，就有間接測定「氣」的可能。

在這種情況下，水就成為「氣」的傳感器。

「氣」可以藉由水來測定

以水為傳感器測定「氣」的方法，經過實際實驗，已獲得成功。也因此發現「氣」實際上是存在的。而且所謂的「氣」具有許多不同的性質。在與中國人體科學院所進行的共同研究中，水的使用，也是實驗「氣」之測定中不可或缺的。目前測定「氣」的方式，除了我的方法之外。至少是使用水以外的方法，還沒聽過有成功測定的例子。

海外也進行過以水測定氣的類似實驗。在歐美，將念力（ＰＫ）、念寫、透視等超能力稱之為「sigh」，而sigh的研究十分盛行。而且，我也認為sigh與東方的「氣」是相同的，有人便在sigh的研究中使用了水。例如，捷克的帕特洛夫與美國米勒博士的研究，以磁氣性的處置，獲得施術師處理後的水，具有如下的性質。

①形成了少數過氧化氫（H_2O_2）（雙氧水）。

②與一般的水對紅外線吸收的極性不同（這意味氫原子的結合狀態發生了變化）。

③導電率增加，氫離子的濃度增大（成為酸性且水為白濁）。

④表面張力減少，毛細現象增大（意味著水變輕）。

⑤有刺激植物發芽，生長之作用。

但是，實驗內容之詳細情況不明，也沒有看到後來的追踪檢驗報告。

「氣」可溶於水的理由

但是，以水為傳感器要測定「氣」並沒有想像中簡單。因為不論「氣」或是水，在過去的科學實驗方法上，都是很難處理的。

為了使各位讀者能了解「氣」之科學的一端，所以有關實驗用之水，將作詳細的說明。水被稱爲最難研究的對象之一。下面介紹由蘇聯之克拉賽博士所提出之理由。

①水屬於開放系統，與外部（空氣或容器）接觸，就會進行能量或物質的交換。

②站在原子或分子的層級來看，組織不完全且不安定。

③其性質依存著許多不明因子。

首先是①，換言之，意味著水具有強的溶解性與吸收性。例如大家都知道的，水中含有許多雜質，要排除這些雜質必須重複進行蒸餾，才可能得到純度極高的水。可是，即使是純度高的水，也會因與空氣的接觸，而使碳、氧、氮等物質溶入水中。而且，玻璃等容器的容器壁，會有溶解成份的溶入。也就是說，水的性質是不斷改變的。

我想，各位已很容易能想像以水做實驗的困擾了。以水為傳導器測定水之導電率的變化時，無法保證「氣」以外之物質不會影響水之導電率。因此，進行「氣」之實驗時，要準備條件相同，但不加入「氣」的對照水，一面與對照水做比較，一面測定實驗資料，排除「氣」以外影響水之性質變化的要素。

但是，也正因為水的強溶解性與吸收性，所以認為與「氣」有極大的親和力。而且，水的純度越高，與氣的親和力越大。也就是說，蒸餾水比一般的自來水或井水更可溶入「氣」，這一點，由我過去的實驗可以得到證實。

雖然如此，使用於測定「氣」的水，也並不是純度越高越好。所謂的「水清魚不住」，要維持生命的活動，就必須有某程度的「濁」才可以。與生命活動有密切關係的「氣」情況也是一樣，市售的日本藥局方的人工純水是無法順利測得「氣」的。蒸餾過的自然水最適於「氣」的測定。

水的性質不固定

關於②的問題可能比較困難，水是不安定的物質。也就是說會不斷的變化。其結合狀態的平均壽命非常短暫，會不斷的重複分解、結合。

而且，各位都知道水以H_2O的形態存在，是由氫（H）及氧（O）所構成，但是兩個氫及氧都各自有三種同位素，由於其結合方式的不同，存在著十八種以上的水，所以其成份比也會因產地之不同而異。所謂的同位素，是原子核中質子數相同而中子數不同之元素，這一點，相信在物理課中已有許多人學習過了。同位元素即意味著化學的性質相同而質量不同。

於是，自然界中水種類就很多了，也表示了問題的複雜性。水經過蒸餾除去了雜質，但仍保持了原來的性質。因此，中國與日本進行共同研究之時，不論多小心，日本和中國的測定結果都不相同。所以被認為是水的性質不同所造成的。

水是不安定的物質，性質也不一定，因此水分子與分子之間存在著許多縫細。

至於③，簡單的說就是關於水的未知之處仍多。舉出這些問題之後，只要是對科學有概念的人，即可理解使用水測定「氣」，並不像說的那麼簡單。

測定「氣」以自然狀態最為理想

要測定「氣」，必須先將水的性質加以考慮，以下列出測定時的注意事項。首先，請氣功師將「氣」放入水中及測定水時，必須整頓好所有的條件。其中一例即溫度問題。

一般而言，溫度越低分子運動越慢。也就是說，水對氣體的溶解度增加了，而對固體或液體之溶解度減少。這樣的說明也許各位很難理解，但在日常生活中卻經驗過了。砂糖或鹽混入水中，水的溫度低時，砂糖或鹽不易溶解，底部會有白色沈澱。可是，用火加溫，短時間內就溶解了。咖啡屋中的膠糖蜜，是膠狀的濃糖水，就是用相當大量的砂糖溶入水中然後加熱製成。依水的性質而言，要使「氣」多溶於水中，再加上防止容器中雜質的溶解，要儘量在低溫時由手放出。但是溫度也不可過低，實驗地方的溫度若是過低，則氣功師又很難放出「氣」。權衡之下，將「氣」放入水中最好還是在室溫下進行。

此外，實驗所使用的水，是前述的蒸餾水，水會導電是由於水中所含雜質之離子（帶電的原子或分子）。此種離子所含之水份越多越易導電。也就是說，導電率越高。

因此，經過數次蒸餾，純度越高的水，導電率越低。但也不表示蒸餾水的導電率會成為零。此外，此種狀態也無法保持一定。因為會與空氣中的二氧化碳反應形成離子，所以蒸餾水的導電率會慢慢上升。

當水的表面與室內空氣接觸時，蒸餾水的導電會比較顯著的上升。室內的空氣有眼睛看不見的細沙塵（浮遊粉塵），加水的容器若是不加蓋，會不斷的降入粉塵。

在半導體的工廠內，這樣的粉塵是大敵，所以作業必須在輸入排除粉塵的空氣的無塵室內進行，在其中工作的人，也需穿特別的工作服進行工作。

在製作ＬＳＩ（大規模積體電路）或超ＬＳＩ時，空氣中的粉塵就是最大的問題。超ＬＳＩ必須在一公分平方的矽盤上製造數十萬個基子，不論基子或基子與基子之間隔，都屬於微米（一微米等於一千分之一毫米）的世界。所以，即使掉落數微米程度大小的灰塵，超ＬＳＩ就無法使用。所以製造超ＬＳＩ的無塵室，不是由人類，而是由機械動作。因為人類也會產生灰塵。據說，人類的皮膚、毛髮、衣服等一分鐘會飛散數千個粉塵在空氣中。

提到這些，各位可能也認為「氣」的測定應在無塵室中進行比較好。因為由氣功師手上放出「氣」使水的導電率變化，其變化未必是由「氣」造成，很可能是浮遊粉塵所造成之污染的結果。所以，為了防止水的污染，最好在無塵室中進行實驗、測定。

但是，結論是無塵室對「氣」的測定是不理想的環境。理由請容後詳述，無塵室與自然的狀態完全不同，是屬於人工的環境。「氣」討厭此種人工性，將會無法出現。因此會使實驗本身陷入困難。

我認為「氣」的測定，使用完全不用空氣的清淨裝置之一般室內最好。因為，在室內的空氣污染蒸餾水，使純度降低的過程中，水會活性化而陷入不安定，在物理性的變化之中，「氣」最容易溶入水中。以水為傳感器測定「氣」，「氣」若無法溶入水中，等於功虧一簣。測定時最重要的是必須整理好「氣」易溶入水中的條件。此時不要把實驗室設定為特別環境，應維持一般的條件最佳。

在特別實驗室內無法掌握「氣」

其實，氣的測定很難被理解，實驗環境的設定也是造成此種情況的原因之一。

因為依照傳統科學實驗的想法，必須儘可能的將會影響測定值的條件完全加以排除。例如最近很流行的行動電話，行動電話在醫院或飛機中禁止使用。由於行動電話所發出的電波會干擾電腦，尤其在醫院或飛機上將直接造成生命的危險。

不止行動電話，空氣中交錯著各種電磁波，若受電波之影響而實驗無法成功時，可以在避免遭到外來電波干擾的特別實驗室中進行。

因此，一提到精密的測定，在一般的常識下，都必須在將溫度與濕度保持一定的特別實驗中進行。在其中作業的人，雖非在醫院的手術室，卻也要穿上如白衣的特別服。不然無法掌握科學的正確資料。可是，「氣」的測定實驗，若被這種「科學常識」束縛是無法進行的。不要為實驗或測定特別準備的人工環境，最好是和日常生活中相同的環境。

從某個角度看，這些違反了科學的常識，很難為一般的研究者所理解。前面介紹過中國人體科學院在北京為我準備了研究室，為了使他們理解這一點，花了我很大的工夫。

中國方面最初替我準備了非常好的實驗室。可是以我的立場而言，我很感激他們的好意，清淨的空氣，保持一定的溫度，與外界的聲音隔絕。這種與外界一般世界隔絕的裝置與設備反而增加我的困擾。

我一方面感激他們的好意，另一方面也為了使他們理解「氣」之測定的必定條件談過幾次，最後終於借用了北京首都師範大學附屬中學總務大樓的一個小房間。

這裡並不是特別設定為實驗用的建築或房間，而且在建築物中，不止辦公的人，連老師或學生也不斷出入。

所以，剛開始時中國方面的人都不斷的懷疑：「這裡真的可以用嗎？」

其實，這裡才是實驗的最佳之處，不是實驗用的人工環境，而且白天附近有許多人靠近。由於是中學，所以很多年輕人。附近有很多人在出入，是「氣」之實驗，觀察的必備條件，在人被嚴格限制出入及監視的設施內，「氣」非常不容易集中在水裡。

「氣」容易被水吸收，也容易放出

話題再回到水上，一般的狀態，也就是空氣的灰塵會落入實驗用水的環境中，「氣」是最易溶入的。因此，測定「氣」時，「氣」所溶入的水的導電率的變化，必須證明不是由空氣中的沙塵所導致，所以必須準備條件相同，不加入「氣」的水（對照水），並與對照水進行比較。但是，此時要避免與實驗無關的人不斷在房子內出入，以污染空氣。前面說過，人類在一分鐘會散出數千個灰塵，所以，增加一個人，空氣就更受污染，所以與實驗無關的人越少越好。

但是留意空氣不受污染，且管理實驗用容器，避免實驗用水遭到污染，是實驗者當然的義務。

至於裝水的容器，不要用新的，最好是經常使用的舊器皿。因為用久的瓶子，由器壁溶入水中的物質較少，可以減少水的污染。當然容器必須要充分洗淨後才能使用於實驗。不過，一般化學性實驗，都以酸來清洗玻璃等實驗道具，但是要盛水的容器若用酸清洗，「氣」就不容易進入。所以在我的實驗中，裝水的燒杯，只要用一〇〇度C的沸水消毒兩遍即可。

而且，為了要避免空氣中的灰塵進入水中，所以裝水的容器要加蓋。

反過來說，加入「氣」的蒸餾水，也容易放出「氣」。此外，用銅或不銹鋼的金屬棒，攪拌加入「氣」的水，或用機械性的振動搖晃加入「氣」的水，加熱都會使「氣」由水中放出。所以，裝入「氣」的水，應避免由外部加上物理性的能量，處理時必須十分的小心。

一般而言，氣功師用手掌加入「氣」的水，要輕輕放在加蓋的玻璃瓶或塑膠瓶內，放入專用的冷藏庫保存。

太執著傳統的科學常識，將無法測定「氣」

此外，測定裝入「氣」的水，還要留意溫度的管理。此時，以室溫或接近人體的溫度為佳。但是，依我過去的實驗結果來看，測定時的溫度稍高比較好。具體的說，是在三十七度至四十一度C左右。如此，水的溫度上升使水活性化，使導電率出現變化。

雖然如此，溫度太高了也不行。人類或哺乳動物超過攝氏四十五度後細胞會遭到破壞，無法維持生命的活動。在奧姆真理教的事件中，聽說曾把提出批判的信徒放在五十度的熱水中行「刑」，這種做法當然會有危險，簡直是草菅人命。

不論如何，超越四十五度，人與哺乳動物會陷入生命危險的原因，被認為與水的結構變化有關。既然「氣」與生命活動有密切關係，則「氣」之測定當然要避免高溫。

關於這一點，在我過去測定「氣」的實驗中，以三十七～四十一度的效果最好。

談了很多有關「水」的話題，目的是要讓各位了解「氣」的測定必須整理好各種條件，若執著於傳統的方法，就無法測定「氣」，這一點請各位讀者要深入了解。

而且，正如後面將要敍述的，「氣是有心及意志的能量」，所以，傳統的科學常識是不通用的。這也是「氣」之存在很難被認知的重要原因。

例如，對「氣」有否定性的想法，「氣」就會很難出現。所以對「氣」有強烈否定性想法的人，進行和我相同的實驗時，容易出現得不到與我相同之數據資料的情況。

但是，近代科學認為，只要有完整而相同的物理性條件，不論何人進行實驗，都應有相同的結果，也就是必須具有再現性，這是實驗成立的最大條件。完全不考慮思考活動等精神性條件。因此，其他人的實驗無法順利進行，也就沒有再現性，當然，我的實驗就被批評為不可信任。不論其他條件如何相同，「氣」之實驗精神性因素十分重要的事實，在日本不論我如何說明，都很難被理解。

但是這些問題，卻在與中國之共同研究的進行之中逐漸消解。在中國，有人理解了我的方法，用我的方法測定「氣」，進行成功的實驗。也就是說，除了我之外的人進行，也可以得到正確的資料，因此，認為缺乏再現性的日本學者之主張，已然遭到否定。

對「氣」的科學而言，在使他人理解的過程之中，精神性因素是極為重要的條件。而精神性的問題，也推翻了傳統科學的思考方式，可以說是為科學世界帶來了革命的契機。

「氣」之測定溫度，以接近體溫最佳

也許很多讀者都對實際上如何測定「氣」而感到好奇，我在這裡簡單的說明一下實驗的方法。或許有一部份將與前著雷同，還請讀者見諒。測定「氣」時，實際上是請氣功師在裝入容器的水中加入「氣」。方法很多，最具代表性的，是對著洗淨之五百CC的燒杯內的蒸餾水，用手張開朝向水，在不要接觸水或燒杯的情況下加入氣。

關於這一點，理由前面已經說過，「氣」的實驗全部都必須使用蒸餾水。

接著準備熱飯菜用的加熱板，並在上面放不銹鋼製洗照片用的盤子，在盤子內加入蒸餾水加溫至四十度。接著在熱水中放四個一百CC的燒杯。一個放有加入「氣」的蒸餾水，另一個放入沒有加入「氣」的蒸餾水。這就是對照實驗用。

賸下的兩個燒杯，則放入洗淨端子用的蒸餾水。如前所述，調整至三十七～四十度的溫度，最容易檢測出「氣」，所以藉著此種狀態，把燒杯放入四十度的水中加熱，不直接在燒杯上加熱，是為了避免熱水溫度過高，防止水溫上升。

而且，為了測導電率將電水質計的端子分別放入加「氣」與不加「氣」的水中。接著分別水的電阻。此種測定是每隔一定的時間即進行一次，以調查電阻之變化。而導電率為電阻的逆數，所以很容易了解個別的導電率。此外，還要測定水的PH值（酸鹼）和比重。

加入「氣」的水會升高導電率

測定加入「氣」與不加入「氣」的水的導電率後，很明顯的，加入「氣」的導電率增加了。沒有加入「氣」的水，導電率幾乎沒有變化。同樣的PH值與比重也幾乎沒有變化。

八十九頁的圖表示加入「氣」的水的導電率變化。此種曲線是最典型的模式。但是，所表示的是電阻的變化，所以圖表的曲線是隨時間的經過而下滑的。這表示電阻之倒數的導電率上升了，希望各位不要誤解。

此外，加入「氣」的水的PH值則為幾無變化或少量增加。

現在我們從結果來思考導電率增加的理由。在一般的狀態下，水會吸收空氣中的碳酸，使水中離子增加，而導致導電率增加的結果。但是，在這種情況之下，水的ＰＨ值也會有所變化，而且通常ＰＨ值會減少。也就是轉變成酸性。

可是，加入「氣」的水ＰＨ值不會變化，這表示水中的離子沒有變化。而且，水的導電率是因溫度的差距而變化的，但在實驗裡，測定中水的溫度卻經常保持一定。

從這種情況來看，我們可下一結論，加入「氣」之水的導電率變化，決不是碳酸氣所造成的。既然如此，只能說明為導電率的變化是由「氣」造成的。

而且，加入「氣」之水的導電率變化，不是在加入「氣」之後立即變化，而是經過時間逐漸增加的，關於這項事實，我的解釋如下。

「氣」並不是只要發出意念，立即可以完全進入水中。「氣」的能量要浸透水中，必須花相當久的時間。以專門術語的方式來說，就是氣功水產生變化的能量，是三萬卡／一莫耳，也就是一・三電子伏特的數值。根據這項數值的計算，在三十七～四十度Ｃ的體溫溫度下，每小時以百分之二十的比例出現變化，至效果最大值的狀態則需五小時。在室溫之下，一天只能上升百分之十七。這種接近體溫的溫度，比室溫時「氣」更趨於活性化的事實，就「氣」與人體的關係來看，是一件令人很感興趣的事實。

加入「氣」以後，為何會增加水的導電率

為什麼測定水的導電率變化，就有測定「氣」的可能呢？為什麼「氣」可以改變水的導電率呢？以下要說明我的想法。

「氣」進入水之後，可能會引起水分子結構的變化，由於離子周圍的水分子產生變化，形成了「太極圖狀結構」，便採取與以往不同的集體行動。這種水分子的變化及結構後在此不做詳述，但在其他的研究中，也曾指出這一點。因此，我提出了以下的假說。「氣」，會對離子周圍形成太極圖狀結構的水原子核中之中子及介子產生作用。然後由那裡引出能量，藉由此種能量，將離子與電子加以活性化而增加導電率。

上述的說明比較複雜，現在將其簡單的歸納如下。

雖然「氣」的本質不明，但其存在與性質可藉由水來測定。我認為「氣」是一種能量，但究竟是何種能量，就沒有人可以清楚知道了。可確定「氣」可以造成各種現象，但「氣」本身卻很難掌握。不過，「氣」確實是存在的，其性質可以用水來測定。

過去，我們請很多氣功師參加在水中加入「氣」的實驗。有時不止是直接將手靠在水面上，而是從遠隔地傳送「氣」。反覆進行實驗的結果，發現使「氣」出現，必須充分具備心理、物理、環境三個條件才可以。所謂的心理性條件，則是前述的操作實驗的人們，如果對「氣」的存在，抱著「真的存在嗎？」的想法有強烈的疑念與否定，很可能會影響氣功師的想念，「氣」便無法順利產生。

而在另外一章時也指出過，「氣」的旋渦，右旋與左旋的性質是大不相同的。我得到的結論是左旋的「氣」可增加水的導電率，右旋的氣則會降低導電率。這一點曾在以水晶進行實驗時確認過了。

請氣功師加入「氣」的時候，有時水的導電率反而下降了，所以一開始時覺得十分的莫名其妙，但隨著對「氣」之性質的了解，就可以知道是右旋之「氣」所造成的。

不過，一般而言，生物內部的「氣」稱為內氣，放出生物體外部的「氣」則稱爲外「氣」，有時自然界會有集中外氣的場，這種自然界的外氣，與氣功師所發出的外氣具有相同的性質。在目前的階段裡，距離要解開「氣」的一切，還有很遠的一段距離，但是與中國的共同研究，必可在將來使各種問題更為明確。

(6)「氣」可提高生命力

引起世界矚目的「氣場」

在距離中國湖北省的武漢約兩小時車程的地方，有一個稱為蓮花山的地方。一九九五年十月，這裡舉辦了第一屆科學技術檢討會，包括來自中國各地的學者約二四〇名，還吸引了美、英、韓、菲、馬及日本的研究者，進行論文發表。來自日本的學者，包括我及學院的相關人士在內，約有十五名。

其實蓮花山是一個吸引世界「氣」研究矚目的地區。因為，這裡是外氣高密度存在的特異場。同時，這裡還是元極學會「氣」研究小組活動的基地。雖然如此，不知元極學為何物的日本讀者還是會覺得莫名其妙。所以，這裡要為元極學略作介紹。

元極學是由出生於家傳獨門氣功家族的張志祥師父所創始。這種氣功法是秘傳的，代代由這個家庭出生的人傳下，出生於一九四三年的張師父，從母親那裡習得了不傳之秘，長年修行的結果，已可發揮高度控制「氣」的能力。

若僅僅如此，張師父也只是中國衆多氣功師中的一個人而已。可是，張師父的偉大之處在於，他認為如此高效能的方法，只由家人獨佔是不對的，應向大衆公開才能對大多數人有所貢獻。於是在得到母親的允許之下，於一九八七年公開秘法，組織學習、研究、實踐的學會組織，展開了熱烈的活動。

元極學的內容非常的廣泛而深奥，無法簡單說明，但是透過元極學可以給予市民幸福，以達天人合一之目的，並站在科學的觀點，對中國的傳統文化進行再構築，研究內容跨越了哲學、醫學及自然科學等各部門，成為實踐活動的深厚基礎。這個學會的誕生尚不足十年，但目前參加練功的約有三百萬人，已經成長為一龐大組織。海外的十八個國家也有研究組織，在日本也有活動的進行。其活動對社會及學術皆有貢獻的事實，可從中國政府支持元極學會科學學術公認團體一事中得到印證。

元極學對疾病的治療具有極大的成效。根據元極康復院的統計，對癌的有效率為百分之五十二，治癒率為百分之三十六，膽結石的排出率為百分之八十七，至於其他各種疾病，也有具體的數據報告提出。

元極學的領導張師父，曾於一九九五年訪問日本，停留將近一個月的時間。其間訪問了東京、長野、大阪、神戶等日本各地，並在元極學的研討會上演講，並進行實際指導或對患者進行氣功治療。在大阪所舉辦的演講會上，會場上大阪光明會館因參加者而大爆滿，可以看出張師父在日本獲得多大的信任。

我實際看見了張師父為排滿的人進行氣功治療的情況，過去因病而無法行走，坐在輪椅上的人，當場以自己的腳步行的「奇蹟」，更令人嘆為觀止。

這一次我所造訪的湖北蓮花山，就是張師父所組織之元極會的活動基地。

站在「氣場」中，身心皆可感受其影響

造訪蓮花山後，我對其規模之龐大感到驚訝，約有三十三萬平方公尺的建地上，除了集中「氣」場的元極堂之外，還蓋了醫院、研究設施、住宿設施等許多完善建築，附近還有製

藥場及冶鐵工廠。建築物內還有建築物，據說，未來還有設立大學、機場及國際飯店的構想。全部完成之後，可成為世界無與倫比，追求幸福健康的一大中心。

而且在製藥場及冶鐵場中，均試著在製造過程內加入「氣」。據說可使藥的成份產生變化而提高效力，也可提高鐵的品質。但是以藥的情況而言，可能是使其有效成份活性化，但是，要使鐵的分子結構出現變化，就計算而言，必須加入相當強力的「氣」，所以，只用手掌送氣可能做不到。這可能只是表示，元極學對「氣」的研究只有進行到一半，所以想把考慮得到的可能性，全部都加以明確化。今後要利用研究累積的結果，也將這些東西加以整理，具體解明「氣」的活用法。

當時來自日本的團體，住宿在蓮花山新蓋的飯店裡，最令人感動的，是停留期間的飲食特別為我們準備的日式料理。這些日式料理，是在蓮花山居住學習氣功的枡田秀峰所安排。特別是我為了與中國的共同研究而停留在北京，再由北京往蓮花山參加大會，更可感受到為配合日本人之味口而特別準備之料理。

雖然像枡田先生一樣長期滯留蓮花山的人不多，但是卻有為數不少之日本人造訪過此地。我是因為中國人體科學院張震寰理事長之推薦而認識元極學的，一九九四年六月，以財團法人委員會的身分，為了促進文化交流，曾造訪過一次，這一次已經是第二次去蓮花山了。最主要的科學技術研討會，包含了研究者的情報交換、交流，因此獲益匪淺，這裡我想介紹給各位讀者的是，這個地方有特別的「氣場」。

雖然「氣」一直都存在著我們周圍，但通常都只有少量存在。可是，這個場所的「氣」卻十分密集。也就是剛剛提到的「氣場」。

尤其是被稱為元極學象徵建築的元極堂，從「氣」的科學的角度來看，是令人極感興趣的場所。元極堂是一個八角形的三層樓建築，柱子等都漆上紅色，外觀也是中國式的裝飾。在整個用地上，是居於稍高的地勢之上。

這個八角形的堂，是一個十分特殊的場。也就是說，這裡是外氣聚集的「氣場」，僅僅走入，就有莫大的好處。根據元極學會的說明，精神會開始高揚，「氣」會圍繞全身，彷彿判若兩人一般，具有消除煩惱及迷障的效果。對於元極堂的「氣」，元極學會對其就各方面進行研究。

例如，曾有報告指出，在元極堂靜坐一小時，血液的成份就會改變。而且也以動物進行了實驗。為了掌握「氣」與生命力的關係，這一類的研究是十分有趣的，論文是以中文寫成的，也並不屬於我專業的領域，所以，我自己尚未針對其具體資料進行充分檢討。因此，在這裡只向各位報告相關的實驗。

在屬於「氣場」的元極堂中，水果可保長期鮮度

屬於「氣場」的元極堂，我本人對它有極大的興趣，可惜無法直接進行調查，令人感到十分遺憾。這裡介紹元極學會所進行之實驗中，最容易令人了解的一個例子。

這是一個調查放置於元極堂中水果保存狀態的實驗。將蘋果、香蕉、橘子切薄片分置三處，以觀察其變化。

Ａ　置於元極堂內

Ｂ　置於堂外冷藏室內

Ｃ　置於堂外同高之建築內

連續放置三天的時間。

接著觀察水果的變化狀態，結果，Ａ的顏色及味道不變，也保持著香味。相對的，Ｂ的

味道變差，C則是腐爛。

關於這項實驗，其詳細內容我並不了解，所以向書寫原稿的元極堂詢問，結果得到了熱切的回應。例如，水果去皮切片的實驗，是在一九九三年一月寒冷季節時進行的，由於整顆水果較不易出現變化，所以才增大水果與空氣接觸的面積，以便在短期內呈現變化。而且，把切片的水果分為十八組，每個地方放置六組，以調查變化等有關「氣」與生命現象的關係，他們都儘可能明確且充滿熱情的回答我。在此我就做個說明。

此外，元極堂南側稱為清心泉的井水也進行了相同的實驗。那也是在寒冬時期所進行的，方法是將從清心泉所汲取的水放入瓶中，放入去皮的水果。另外，在一般的井水中也同樣放入去皮的水果。三日後，將兩者加以比較，結果，放在清心泉水內的水果味道更好了，一般的井水水果則腐敗。而且，清心泉的水可維持四天的效果。

原因被認為是元極堂附近「氣」的水平較高，於是「氣」溶入清心泉的水中，呈現與氣功師加入「氣」之後的水相同的狀態。

訪問蓮花山時，我也參觀了清心泉，井邊為了取得水而排了長長一列的人。和氣功水一樣被認為飲用後可增進健康。至於汲水，使用的是用繩子綁上容器，然後投入井中的傳統方法。我也參觀了這個水，但是外觀上與一般的水並沒有任何不同。可是，從水果的實驗中可以推測，若是將水拿來測定，或許可以確認有相當多量的氣。

由於中國的水與日本的水性質不同，究竟測定清心泉的水會有何種結果，是我很感興趣的事。

元極堂建於斷層的正上方

元極堂還有其他令人很感興趣的現象。

例如，測定一樓、二樓、三樓地面磁場時，發現了無法觀測的「異常」現象。也就是說，磁場變化的大小，各呈現了一般無法想像的變化。這是在武漢大學的協助下測定的，尤其是二樓地板的磁場，每三十公分測定一次，並將結果寫在平面圖上，很不可思議的，竟然呈現著如第一章之皇極圖（元極學稱之為『元極圖』）相同的圖案。

也許是受到地板使用之大理石的影響。而且，一樓、二樓、三樓的磁場變化各不相同，很可能是受了柱子裡鋼筋的影響。

而且，整個元極堂的磁場，都顯示了比周邊較低的數值。可以解釋為磁場互相干擾抵消的結果，於是，形成了並不完全的零磁場。

不論如何，元極堂的磁場呈現著與一般不同的面貌，而且，可能與這裡是「氣場」有很大的關聯。此外，即使同在蓮花山的建地之內，磁場也因地點而有很大的變化。磁場變化大的地點，是以點狀存在，顯示出接近基準值的磁場變化部份也相當的多。

所以，我與中國方面的地磁、地質相關學者及負責建築的人，以及元極學會人們進行更進一步的討論。蓮花山的地形、地質均已作過詳細的調查，但在談話之中可以確認元極堂建築在一個極為特殊的地點。

顧名思義，蓮花山整體上呈現著丘陵狀態，並有兩大斷層橫越於此。整體說來，蓮花山正好在斷層的交叉點上。

元極堂則建於蓮花山之斷層的正上方，在地形上是極特殊的一個場所。

其實斷層本來就是「氣」容易聚集的場所。在風水上稱為明堂或龍穴的地方也聚集著「氣」，進行瞑想或練氣功都非常有效，而明堂或龍穴多半位於斷層地帶。在這一類的地區進行地磁氣之測定，往往可以得到與一般地區不同的結果。

元極堂也建於這樣的「氣場」上，所以整棟建築受其影響而充滿了「氣」。

這種自然界的「氣」與氣功師所發出的「氣」一樣，對人的身心都有很好的影響，令人感到十分的有趣。

據說，選擇蓮花山作為元極學之基地，或決定元極堂之位置或建築之基本結構的。都是領導的張師父。透過氣功而具有高度控制「氣」之能力的張師父，對自然界的「氣」有極為敏銳的感覺，可發揮極高之控制能力，也是理所當然的道理。

「氣」是一種可以提高生命力的能量，內氣與外氣的作用是相同的。而且，基本上，氣功師所發之外氣與外界之外氣是相同的。存在於自然界的外氣廣泛的分布於我們周圍，但一般的「量」並不多。只是稀薄甚至是稀疏的存在。因此，在這種狀態之下的外氣不僅無法測定，也很難加以利用（自然界的外氣對身體具有良好的影響）。

但是，像蓮花山之元極堂外氣如此密集的場所，可以如同由氣功師身上接收「氣」一般，藉著外氣的作用提高生命力，使身心活性化。當然，外氣「濃厚」存在的地區，「氣是可以測定的，這一點以後再作詳述。

(7)「氣」對身體的影響是可以測定的

放出「氣」與接收「氣」生理皆會產生變化

在氣功的概念之下，「『氣』是支配生命的能量，也是根源性的物質，攝入氣，並使之在體內順利流通，就可維持健全的健康與平衡的身心。」氣功師利用外氣進行氣功治療的方法，也是因為要讓接收「氣」的人的「氣」可因此順利流通之故。

世界上第一次成功測得外氣的，是中國科學院上海原子核研究所一位名為顧函森的女性科學家。她在檢查著名的氣功師林厚省醫生的勞宮穴（手掌上的穴道）時，發現放出「氣」時，可以觀測到波長五至二五微米，周波數（頻率）〇・〇六至〇・九赫茲，以數微瓦之不規則脈衝波動的紅外線。

何謂不規則脈衝呢，脈衝指的是瞬間性產生又突然歸零的電訊（衝擊性電流），不規則脈衝就是此種脈衝不具規律性（不規則）的出現。總之，就是指發功時勞宮穴會斷續的發出紅外線，其出現狀態並不具任何規律性。

此項發現證明氣功師發出「氣」時，會產生某種生理性變化。此種生理性變化可能不止出現在發功的氣功師身上，連接受者也有出現之可能。

為了調查「氣」對身心的影響，所以必須要先調查此種生理變化。對於這個問題我也做過各種研究。

調查「氣」之輸送者與接收者之生理變化的方向有數種，其中最常用的是AMI（自律神經機能測定裝置）及APG（指尖容積加速度脈波計），可檢查出身體的變化。

使用此種測定裝置，不止可測出氣功師所發出之「氣」，也可測定「氣」對身體所造成的影響。氣功師所發出之「氣」，與存在於自然界的「氣」具有相同性質，可以用同樣的方法得知其影響，是理所當然的事，在考慮「氣」的活用之前，藉著測定機調查「氣」是否發揮了真正的效果，是一件不可或缺的工作。

可了解經絡與自律神經之活動水平的ＡＭＩ

ＡＭＩ是我國（日本）研究「sigh」（與「氣」相同）的第一人，本山博博士所發明的。現在對此測定機做概略性的說明，在被測定者的皮膚上裝上電極，並在二五六微秒的短時間內放出三伏特脈衝電壓，測定此時電極間所流通的電流。一微秒為百萬分之一秒。

在皮膚（生體）上加上電流，刺激不久，其流通的電流量最大，接下來則極為小量。這表示生體並不會反應電氣性的刺激，所以會流通最大的電流，但是接下來又會產生反應的態勢，所以出現了對抗刺激的逆電壓。因此才會只流通小量的電流。

將剛加上脈衝電壓後（一微秒）的電流值稱為ＢＰ（Before Polarization-Current），二五六微秒後的電流值稱為ＡＰ（After Polarization-Current）。

ＢＰ與體液的流動有關，健康又體液流暢的人值比較高，體弱而易疲倦的人，其值則有較低之傾向。這一點反應了東方醫學中經絡系統的機能。另一方面ＡＰ表示了汗腺等經絡系統的活動水平。

第一章介紹過氣功師為患者放射「氣」進行治療時，調查患者身體經穴之電阻的變化，當時使用的就是AMI。

此時，患者身體經穴的電阻，若右半身升高則左半身降低，左半身升高則右半身降低，如同翹翹板般一上一下，而氣功師也同樣的交替升高，但是氣功師右半身穴道電阻升高時，患者左半身穴道的電阻便升高，發功時兩人之間的「氣」維持平衡的現象，令人頗感興趣。

反映健康狀態之微血管的血液循環

另一種測定的機器為APG，其結構簡而言之，就是調查指尖末梢血管（微血管）的流通。說得更詳細一點，在右手或左手食指上裝感應器，以近紅外線照射指甲，觀察指甲微血管的血液流動速度（加速度）。

接受「氣」時，身體會感到溫暖或實際體溫有上升現象的原因，就是末梢血管流暢之故。

若體內流動的氣容易滯留，就會造成身體的不適或疾病。正如「氣血」這句話所表示的，血液也會有同樣的情況發生。

各位都知道血液圍繞全身，具有將氧及養份送至各細胞的重要功用。血液的循環不良，細胞就無法有足夠的營養或氧氣，就會造成細胞的衰弱。在血液循環之中，擔任幫浦之重要作用的是心臟，不止心臟，肌肉等也有重要作用。尤其是傳入與細胞直接連接之微血管時，血壓已經十分的低了，所以，要使血液回到靜脈，必須藉助肌肉的力量。

運動不足之所以造成血液循環不良之理由，是因為肌肉作用降低所引起的。

使用ＡＰＧ測定時，可觀察到指尖微血管之收縮又恢復原狀的運動呈現波形。不過，健康者與生病的人兩者呈現的波形模式不同。所以，一般而言可用波形模式，判斷血液循環情況。可是波形模式不良的人，只要持續適度運動，約一個月就可以有改善之徵兆，三個月後即可呈現效果。

將ＡＰＧ以公式數值化，便稱為ＡＰＧ指數，數值越高，表示血液循環越好。我以觀察「氣」對身體的作用時，使用的就是ＡＰＧ指數。

此外，ＡＭＩ與ＡＰＧ有好幾家公司出售，在測定健康度時被廣泛使用，相信已有不少人在公司或針灸院中經驗過了。

「氣」的接收者身體會產生「變化」

下面將「氣」實際上使身體產生何種變化，略作介紹。

佐藤式是一種特殊的氣功法，是一種只要發功者與接受者產生默契，則發功者可自由行動的輸出「氣」的特殊氣功法。佐藤真志先生就是這方面的高手。

佐藤先生可以同時對好幾個人送「氣」。而且，送氣的級數，從第一級至第七級皆可瞬間切換。級數一變，接受者之體感亦隨之改變。例如第一級時，多數人都感覺不到變化，第二級則會感到沈降、震顫、冷暗等，第三級則感到明亮的上升感……等，各個級別都可以有共通的體感，級數越上升，越會產生與臨死經驗相同的體感，而這些氣的分級，亦是由佐藤先生所創造。

被氣功師送氣的人又會出現何種反應呢，我因為得到數位氣功師的協助曾進行過測定，在這裡介紹佐藤先生的測定例子。

佐藤先生曾對十一歲至六十四歲的男女，總共一百五十人次進行測定。其中同時對三十三歲的女性與二十一歲之男性送氣的情況如下。從實驗開始至四十六分鐘後送第一級的「氣」，持續送三十五分鐘。接下來的三十二分鐘停止，再送十五分鐘第三級的「氣」，接著是二十一分鐘第四級的「氣」，十二分鐘第五級的「氣」。

此時接受者方面，三十三歲女性與二十一歲男性的ＡＰＧ指數減少。女性方面，ＡＰＧ減少二十一的時候同時測脈搏，結果脈搏增加十三拍。而一般的變動幅為，ＡＰＧ指數不到十五，脈搏不到八，所以是大幅的超越。也就是發生了平時不會出現的生理變化。

此外，以ＡＭＩ測定時，女性之ＡＰ與ＢＰ並沒有大幅變化，但男性之兩者都有很大的變化，尤其是反應筋絡系統機能的ＢＰ，更是產生超越常識的變化。

此外，實驗中也調查了皮膚的溫度與腦波，結果，皮膚的溫度表示了令人很感興趣的變化。以女性來說，手的溫度會一度上升後再下降，腳的溫度則會下降。男性的情況，則手腳皮膚的溫度皆上升。雖然變化的情況不儘相同，但不論男女皮膚的溫度變化都在兩度以上。

皮膚的溫度是由自律神經支配的，所以無法以自己的意志上升或下降。而在對照實驗中平時皮膚的溫度也會忽上忽下，但幅度不超過一度Ｃ。

雖皮膚的溫度不能以自己的意志變化，但依自律訓練法即有使之改變的可能。相信有不少人都了解這些事，只要調整好放鬆等條件，並幻想手腳是溫熱或是冷虛，皮膚溫度會真的上升或下降。在此種情況下可能會有二～三度的變化。

但是參加實驗的女性或男性都沒有受過訓練，在實驗中，也沒有使手腳溫度變化的想念。而男性提出的報告，則有身體溫暖的感覺。

送「氣」者與接受者「同步」

這樣的變化又具有什麼樣的意義呢？

我們可以很確定的說，由於接收「氣」的緣故，而使身體的狀態發生變化。在實驗中，接受的男女會發生超越一般狀態所產生的變化幅度。其原因則除了「氣」之外無他。

至於個別數值的變化意義，尚無法做系統的說明。舉例來說，APG指數，數值越高，則末梢的血液循環越通暢。因此，當數值減少時，看來似乎代表了血液循環的惡化，可是卻又出現了身體感覺溫暖，或皮膚溫度升高的矛盾現象。因為感覺溫熱、皮膚溫度升高，是血液循環良好的表示。

送「氣」者與接受者同步

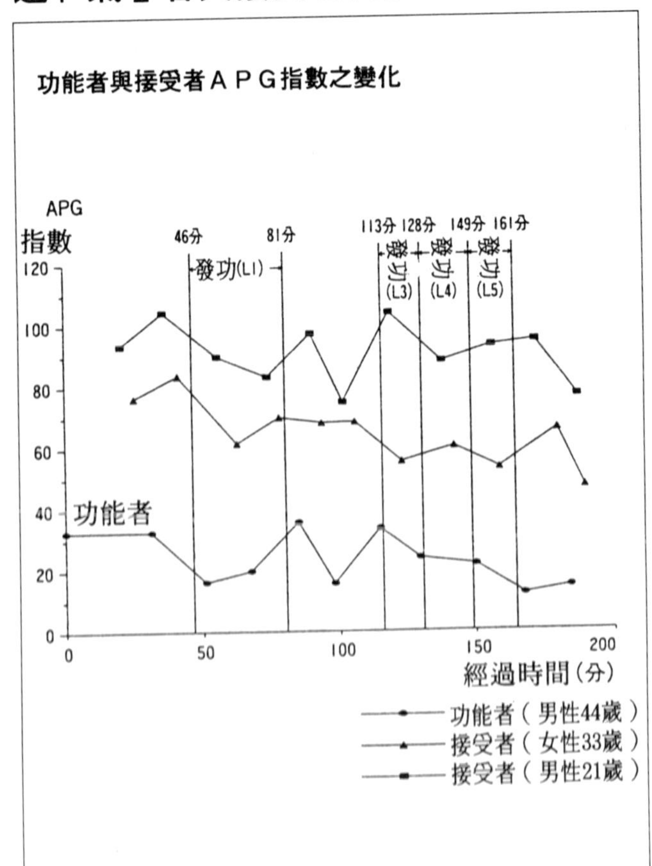

觀察ＡＰＧ指數可以知道微血管的流動狀態，發功者與接受者（男性）會出現相似的變化。當氣功師對患者送「氣」時，即可觀察到此種同步現象。

我認為這是「氣」的送者同步之故。測定發「氣」的氣功師時，會出現各種變化，可是實驗中佐藤先生的APG指數的變化，與接受者之變化呈現相似的模式。尤其男性方面此種傾向更為顯著。

佐藤先生曾進行同時對數人送「氣」的實驗，在四個例子之中有三個觀察到同步現象。可是，依AMI及其他的測定，幾無觀察到送「氣」者與接受者有同步的現象。

根據這項結果，我們又可以做何種解釋呢。接下來我想要找出一個答案，如前所述，「氣」對活體會產生影響，已經可以從累積的實驗中得到證實。

「氣」與經絡的關係

長期以來東方醫學的經絡一直為西方醫學否定。經絡是人體中「氣」之能量的通道，可是，無論如何解剖人體，都無法確定「這裡就是經絡」。

令人連想到血液流通的血管或連接腦與身體各部份以傳送「情報」之路徑的神經，而尋找經絡的時候卻無法確定經絡的存在。

可是，經絡的存在已被許多人肯定。例如，以針刺腳底的三里穴，很不可思議的，腹部及鼻子側邊的溫度會上升。根據東方醫學，三里穴與腹部及鼻側有一經絡相通，此種現象的發生正好證明了此種概念。除了這一點之外，證明經絡存在的資料更是多得不勝枚舉。

我的想法認為，人體（皮膚）的穴道是以「氣」為出入口，經絡則是身體「氣」的通道。「氣」在人體中出入，並圍繞著身體。並不是氣功師或特別的人才有，一般的人也會發生這種現象。而氣功師與一般人的差別則是在於「氣」的控制。

因此，一般人經過訓練之後，也可控制體內的「氣」（內氣）。也就是將體內氣多餘之部份的「氣」取出，而「氣」不足之部位，則由外界將「氣」吸入。藉由這種方式使體內的「氣」保持平衡，如此才可促進「氣」之流通，以保身體健康。前面說過，身體的氣失去平衡或滯留，是造成身體不適或疾病的原因。而能夠控制「氣」的技術，就是從古來即由中國傳下的各種氣功法、太極拳。

我們人類，由體外攝取維持生命必須的氧氣及營養。

例如，由肺部吸收氧氣，營養則是靠嘴巴進食，再由消化器吸收，各自有其「取入口」，而氣則由皮膚，特別是穴道為取入口。

其中「氣」最易出入的部份，是雙手雙腳的指尖。根據我的調查，特別是在指甲根的井穴，「氣」最容易出入。氣功師放「氣」時，將手罩在患者身體接近手的附近，更表示了「氣」集中在井穴附近的事實。而且，氣功師發出「氣」時，氣會間歇性的由穴道噴出。前面說的不規則脈衝，就是「氣」由穴道發出的。

「氣」可提高自然治癒力

最近，「自然治癒力」引起了許多人的關心。

由於近代醫學的高度發達，以前無法治好的疾病現在也可治好了，即使陷入了植物狀態而非死亡，也可利用機械繼續生存下去。可是，並不是高度治癒與新開發的特效藥都是萬能的。有些較有遠見的醫生認為疾病能否治癒，終究與自然治癒力有關，治療只是扮演協助的角色。

實際上諸如癌症之類的疾病，藉由自然治癒力的升高而治癒的報告案例不在少數。美國的賽蒙頓療法也是其中之一，即是一種藉由攻擊癌細胞並加以毀滅的想像，以提高治療效果而防止再發。

提高自然治癒力，不但可以治癒疾病，也可使人不容易生病。當然，在這種情況，就不會像手術或藥物那樣，有引起合併症、副作用之虞。這表示健康長壽的根源是在於自然治癒力，當我們受到壓力時，自然治癒力會降低。而精神性的沮喪持續太久，也會使自然治癒力降低。

因此，如何提高自然治癒力是現代醫學的一大主題，而我們可以說「氣」才是自然治癒力的主角。

有關這一點，或許會與前著重複，但是在這裡還是一樣要提起它。

若就「氣」的角度來看疾病，是因為「氣」不能在體內流動的結果，體內有一部份的「氣」不平衡是造成疾病的原因。「氣」的疾病治療方式，是將多餘部份的「氣」排出，不足的部份由外補足，這是促進身體「氣」的流動、平衡的作業。

也就是說，靠著人體「氣」的流動，保持「氣」流通之經絡的正常狀態。利用「氣」，可以使人體本來具有的功能有更好的效率，更好的機能。

這是東方醫學共通的想法，不是藉由手術或藥物將疾病部份除去的對症療法，而是藉維持身體整體之平衡，以提高生命力與自然治癒力，以達到促進健康的結果。所以，「氣」是一種治療法，對任何一種病都具療效。

但是，與重視即效性的西方醫學相較，效果無法立刻顯現。和漢方藥一樣，其治療目的是使身體恢復自然狀態。因為治療的目的是要恢復內在的力量，所以即效性不強。

可是，反過來說，西方醫學也容易產生因藥物或手術而造成的合併症。使用氣功治療效果雖然緩慢，但是確實是可以實現的。

我的研究，仍只到達確定「氣」的確會對人體造成影響的階段。但是仍無法了解「氣」治療疾病的機制，可是，能夠提高生命力與自然治癒力的事實，將會被逐一證明。

「氣」不僅與人類有關，與植物或動物之根源性的生命力也有密切的關係。它可以促進植物發芽、成長與結果。

這一點可從中國元極堂的水果保持實驗中得到證明。

為了更有效的活用「氣」這種生命能量，我希望解明「氣」的研究能有更進一步的發展。

(8)「氣」容易集中的場所

「氣」是可以收集的

過去，一提到氣，就被認為是圍繞在人體周圍，或是氣功師所發出之「氣」。媒體上所報導的，都是氣功師的氣功治療，無法以現代科學或醫學的角度說明「氣」奇蹟性的作用。

當然解開氣之性質的研究，若是缺少氣功師的協助是無法完成的。可是，氣功師也不一定隨時都能發出「氣」。原因可能是進行實驗時被迫產生的緊張感，而且「氣」控制能力因人而異。而我笨拙的「實驗技術」也是原因之一。尤其一開始的時候，常常無法順利讓氣功師將「氣」放入水中。我在前著中也有過如下的敍述。

「氣功水的實驗（測定『氣』加入後導電率之變化），並不是一直可以得到相同結果的。例如請七個人發出『氣』，進行十五次的實驗，只有四次的導電率增大了，其餘的十一次沒有變化。」

當時想要得到實驗材料的「氣」，成功率是極低的百分之二十六。

但是，隨著對「氣」之性質的了解，研究對象之範圍也擴大了。因為不止氣功師發出的「氣」，存在於自然界的外氣，以及漢方藥、無生物之石頭與「氣」的關係，都是「氣」的研究對象。

「氣」隨處存在於自然界

接下來要談談存在於自然界的「氣」（外氣）。此種外氣不止與我們人類有關，與動物一切的生命活動有關。例如種植同樣的植物，有些地方容易成長有些不容易。此與水、溫度、日照時間、土壤的狀態等各種因素有關，但是我認為與地點的「氣」也有關。

「氣」可以加快植物的生長，前著中也介紹過用七巧水晶（Crystal Seven）收集「氣」的裝置，在調查油菜種子的發芽與生長的實驗中已確認其效果，若想更詳細的了解可以參閱。鳥或動物的成長也與「氣」有關。

由場所不同，植物生育狀況不同的事實可以了解，外氣不是每一個地方皆均質存在的。一般是稀疏的存在，但某些場所可以集中「氣」。這種可提高「氣」之能量的場所，人類會受它的影響，使全身「氣」的能級提高，因而提高身心活動的能級與能力。

先前介紹的中國蓮花山的元極堂，也是外氣集中的地區，更可以說這裡的「氣」是十分密集的。像元極堂這種「氣」十分密集的場所散落於世界各地。

例如，日本古來即有許多的神社與佛閣。相信各位都經驗過，只是抱著參觀的心情到神社、寺廟，但卻在不知不覺中感染了嚴肅的氣氛。即使是不相信神佛，與信仰完全無緣的人，來到這裡，也會感受到神妙的嚴肅感。

此與神社、寺廟都建於「氣」集中的場有關。在氣密度高的場內，人類會受外氣的影響。因此情緒會產生變化，成為嚴肅的情緒。此外，在這種場所內，因為「氣」能量的集中，可以提高精神力與生命力，所以是適合修行的地區。昔日的宗教家，都在尋找「氣」集中的場所，以建立寺廟，努力修行，從古以來，宗教容易發生奇蹟，可能是因為多在「氣」集中的場所修行之故，所以修行者的能力提高，也出現了發生奇蹟的可能。

宗教家選擇「氣」高的場所建立寺院，可以說是「氣」的利用法之一。對我們現代人而言，若是研究外氣集中的場所，應可擴大「氣」的活用範圍。

「風水學」是調整外氣，並加以利用的技術

有關外氣的研究已然開始著手，首先遇到的問題是到底什麼樣場所會集中「氣」。關於這一點，中國古代流傳至今的「風水學」很值得參考。

提到「風水」，四、五年前的日本還只有極少數的人知道。而今天，風水已成一時風潮，一般的期刊雜誌也大幅報導，聽過的人可能已經很多。但在日本，一般都認為只是裝潢的一種方式或方位學的一種。以女性為對象的雜誌廣告中，也可看見「改變窗簾的開運風水」之類的標題。

不過，中國古代所傳之風水學，的確與室內家具配置法並非毫無關係的，但是，它不是僅僅如此單純而已。它是在決定王宮、城郭、市街、住宅、墓地之位置或方向的時候，作為吉凶之判斷根據的思想及自然觀。例如中國的長安等，歷代王朝設都的都市，就是以風水思

想為基礎而建設，以長安為模範的日本平安京（京都），也是引進了中國傳統的風水思想，以決定場所、道路及主要建築的配置。有關京都的風水問題，以前NHK電視也曾播放過，也許有人還記憶猶新。

風水學的根基其實就是「氣」。在風水的概念中認為，大地如同人體一般，也有「氣」的流動，也有相當於經絡、穴道之存在。也就是說，認為大地也有經絡般的「氣」流通的道路，而各處也有將「氣」噴出於外，如同穴道的場所。此種「氣」的流動風水學上稱之為「龍」，「氣」噴出的地方稱為「穴」（或龍穴）。

以前的中國人探求「氣」高的龍穴，把從經驗中得到的智慧與知識集大成的，就是風水學。同時，應用此種知識、構築都市、城郭、王宮等，使「氣」提高，也是風水學的功能之一。

因此，我個人對風水學的定義，是依精緻之自然觀察所產生之「處理外氣的自然科學」。同時，風水學也包含了利用外氣的技術。

目前中國的傳統文化已逐一的被重新檢討，重新評估，但風水學似乎仍不受重視。的確，現在的風水學中的確有些近乎迷信，在長久歷史的傳承之中，有些人會為了自己的方便而對風水學的一部份進行妄解臆測，不再是其原來的面目。

可是，藉由未來對「氣」之研究的進展，對正統風水學的評價自然會有所轉變。

風水學對水的重視

坦白說我對風水學並沒有深入的知識。可是，對研究「氣」的人來說，風水學是很令人感興趣的。例如，「氣」與水的關係。

根據風水學，「氣」升高的理想場所稱之為「明堂」。也就是可以接收「氣」能量的場所，用現在的說法，就是能量聚點。表示「明堂」在何種場所形成，也就是「氣」之聚集場所的是「風水圖」。以各種的模式表示「氣」集中的場所。

據說「氣」集中的場所，必須具備「龍、穴、砂、水」四個條件，其中尤以水特別受重視。

「龍、穴、砂、水」中的「龍」可以說是山脈。風水學中大地「氣」的流程喻之為龍，並認為龍的能力較強的地方會隆出地表，而龍的通道就是連綿的山脈。

表示「氣場」風水圖的例子

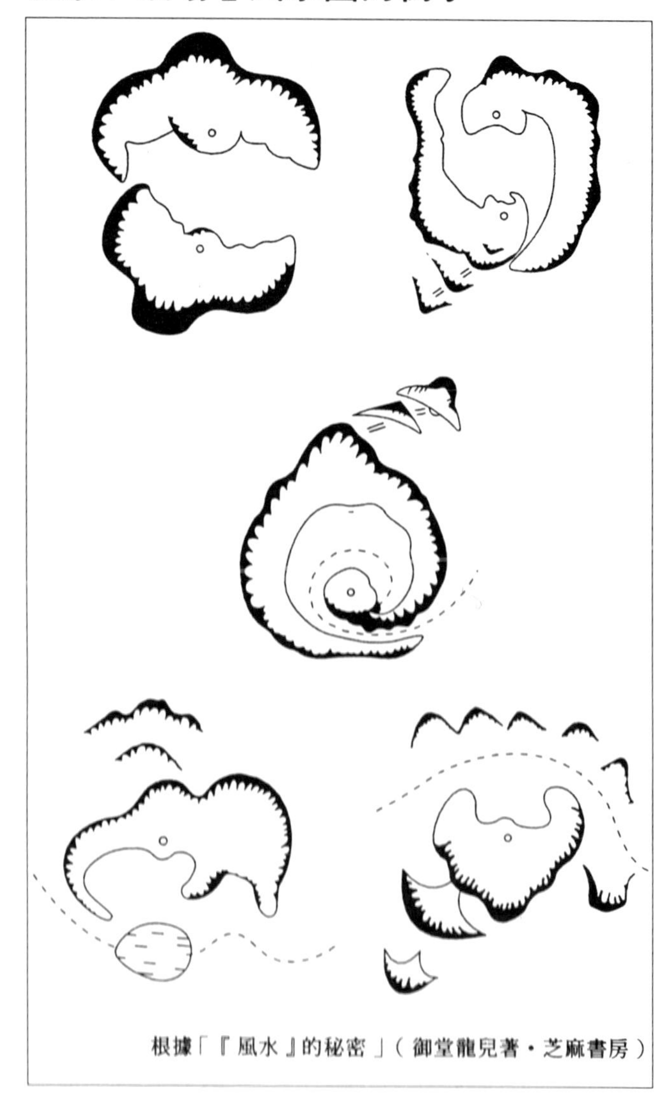

根據「『風水』的秘密」（御堂龍兒著・芝麻書房）

前面提到的「穴」，表示龍的能量，也就是外氣噴出地表而「氣」集中的地方。可是，不是「穴」存在的地方，就是「氣」集中的場所。有些地形的「穴」因為遭到風吹襲之故而使「氣」四處飛散。

因此，這時候「砂」就十分重要。「砂」意味著由左右兩側守護「穴」而延伸的小丘或「穴」正面的山峰。「砂」的作用就是防禦「你」的流失。

滿足這些條件即可謂「氣」密集的地形，但就風水學而言，「水」仍是不可或缺的。有河流動或池子等之「水」，才可稱為「氣」集中的「好地點」。

所謂的風水就是「讀風，見流水」，甚至將河稱之為「水龍」以表示對水的重視。

前面也說過「氣」與水有強烈的親和力。我也是利用「氣」的這種性質才實證了「氣」的存在，而在自然界中「氣」之聚集場所內水是不可或缺的這一點令人頗感興趣。

利用風水學尋找「氣」能量高的場所（我所謂的氣場），調查氣場的性質，必然可對「氣」有更進一步的了解。

同時，我認為若採用與風水學不同的觀點，對「氣」的研究也很有助益。因為，若以不同的角度面對風水學所認為之「氣」聚集場所的條件，也可以說這就是在處理「氣」之實驗時必須設定的環境條件。

前面也提到過有關「氣」之實驗陷入困難的原因之一，是「氣」無法經常在相同的狀態下獲得。即使氣功師將「氣」放入水中的實驗，也經常會有「氣」無法進入水中的情況出現。很可能與氣功師的能力有關，但也表示了必然存在著「氣」無法發出的原因。

要使「氣」的實驗成立，就必須準備好「氣」容易發出又容易檢測的條件。外氣的研究也是一樣。而在這些條件中，有關環境的必須條件，風水學的暗示很值得參考。

找出「氣」密集的「氣場」最為重要

之所以對風水學進行冗長介紹的原因，是因為了解外氣集中且能量高的場所——「氣場」的存在，才能擴大「氣」的活用範圍。氣功或太極拳也是活用「氣」的方法之一，但這不是人人可以學會的。而且可以到達什麼樣的程度也是因人而異。

可是，外氣密度高的場所並不多見。但是僅僅是進入「氣場」，每個人都可使「氣」的力量升高，身心皆承受好的影響。而且，在這樣的場所中擺放水，即可轉為氣功水。也對食物的保存有所助益。根據元極堂的水果實驗，放置於元極堂內的水果味道更加美味，這表示「氣場」會使食物的成份發生變化。在此種情況下，減少有害成份，以提高營養效力之變化的可能性也大幅升高。

我曾把藥物等暫時的放在「氣場」內，結果藥效成份活性化，效果更顯著。在蓮花山，氣功師試著輪流舉起手對藥放入「氣」，若是在「氣場」，則可不藉氣功師們力量的聚集，只需放置，則「氣」即可進入藥物的可能性極高。

當然，這些都仍在假設的階段，未來都必須一一的加以檢證，若想利用「外氣」，就必須先以科學化的方式解開「氣」究竟容易聚集在何種地方。

在過去，要找出「氣場」，就必須依賴可敏感掌握外氣變化，具有特殊能力的人。蓮花山之所以被選為元極學會活動基地，就是因為張師父掌握了特別的「氣功」。

張先生的氣場發現能力非常了不起，他來日本時，我們帶他去長野縣的伊那谷找「氣場」。當時也發現了極強的「氣場」，詳細情況請容後再述。

有大斷層的日本，存在著大「氣場」的可能性極高

我的研究無法找到特定「氣場」的位置，卻能夠知道「氣場」容易形成在那一類的地方。

先說結論，「氣」容易集中於斷層。有關這一點，請各位回憶第一章零磁場的話題。正能源與負能源互相抵消，乍看下為零，卻有「氣」的聚集，這是我的發現。斷層也是一個形成零的地方。

大地經常被用來比喻為不動、不變。例如，賽珍珠得諾貝爾獎的小說『大地』，就是以清末動亂時期為背景，描敍貧苦農民，父、子、孫三代的故事，標題所顯示的意義是，不論社會發生多大的變動，種植、養育的大地，以及人類心靈上的大地是不會變的。

可是，大地不動的說法，是以人類的時間流程來看的，若從地球的歷史來看，正如「大陸移動說」所顯示的，大地其實是有巨大變動的。約在兩億年前，所有大陸連接在一起的聯合古陸開始逐漸分裂，移動的結果，形成了現在的五個大陸，這就是大陸移動說，兩億年前澳洲與北美等各大陸相互連接的痕跡實際上仍然殘留著。

日本列島原本也與亞洲大陸相互連接，但是移動的結果逐漸的離開大陸，到了目前的位置。可能各位也聽說過目前爲止，日本列島每年仍持續的以數公分的距離向東方移動。

大陸移動的原因是因為地球是由表面的地殼，其下的地涵、地核三層所構成。地涵是流動性的，所以浮在上方的地殼也會移動。

同時，地殼又分成了數個板塊，各個板塊又有不同的動向，板塊的末端，則是海底的地殼，潛於大陸的下方，這就是板塊結構說。

在日本附近，則有歐亞板塊、太平洋板塊、菲律賓海板塊相互碰撞，而地殼的動向又十分複雜。日本之所以地形複雜、斷層的原因很可能即是如此。其中規模較大的是西南日本中央構造線及系魚川、靜岡構造線（大地溝帶）。

西南日本中央構造線，是由諏訪湖附近延伸至天龍川、紀伊半島中央、四國、九州，以此線為境，在太平洋側與日本海側，兩者在地質學上有很大的差距。而系魚川、靜岡構造線，則把日本列島分為東北日本與西南日本，之所以擁有如此大的斷層，就是因為日本位於數個板塊的相互推擠之處，而來自不同地區的陸地互相結合而形成了日本列島。

「氣」集中於斷層

分布於日本列島的大斷層帶

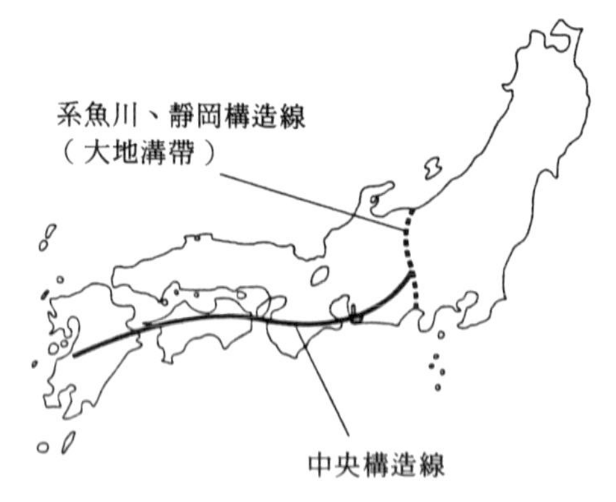

在斷層中由於互相推擠之故而形成了「零場」。

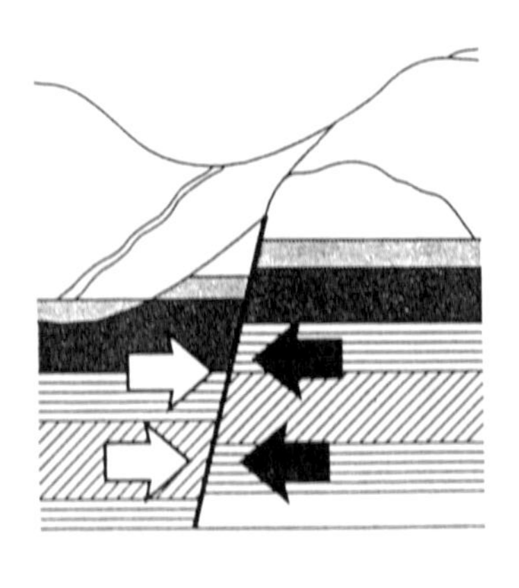

日本是含「氣」豐富的國家

地殼的移動由於運動的速度很慢，所以人類不易發覺。但是，地殼上下、左右的複雜移動，長久之後會產生歪斜，歪斜集中處即為斷層。更簡單的說，斷層會發生在移動力量方向不同之大地的相撞之處。

以此斷層面為境，一方的推擠力為正，另一方的推擠力則為負，假定正負之能量相合，即形成我所謂的「零場」。零場會集中「氣」。或者也可以說這裡會發生「氣」。但不論如何，零場會有「氣」的密集存在。

有關斷層與風水學之「穴」（「氣」的集中場所）的關係，目前未能有詳細的了解，可是張師父在長野縣伊那谷發現的強烈「氣場」，就是位於斷層。這是就前面所說西南日本中央構造線通過之處。

所以，要找「氣場」只要在斷層附近進行即可，但是，實際上並不是有斷層就一定有「氣場」。「氣場」只是點狀的存在而已。

很遺憾的是，我現在仍然沒有決定「氣場點」的特定材料。可是，或許可以藉由風水學的研究，獲得發現「氣場點」的線索。

不論如何，日本的斷層相當多。可能還有很多從地表上無法判斷的古斷層存在著。這些斷層一方面使日本成為地震大國，每數十年即引起一次如關東大地震或阪神大地震的嚴重災害，但是正由於斷層多才帶來日本今日的繁榮，這是我個人的一些淺見。

斷層多表示「氣場點」多，因此，日本成為「氣」比其他國家更高的地區。

在明治維新的短暫時間內追上歐美列強，並由戰後的荒廢中重建經濟，雖然資源缺乏，卻成為經濟大國等等的奇蹟，都是由日本人所創造的。很可能是因為日本是「氣」含量高的國家，受「氣」的影響而使日本人的能力提高所致。日本人的勤勉很可能原因在此。

想要接受「氣」才能得到「氣」的效果

雖然活在如此豐富的「氣」之中，日本並不是那麼有效的活用「氣」。因為是否想利用「氣」的心情，會使接受的「氣」的能「量」迥然不同。

例如，氣功治療中可以獲得高效果的，都是相信「氣」之存在而毫不質疑的人。而半信半疑的認為「反正不論有效無效都去試一試」的人，效果也都不會太好。

後面我將詳述孩子經過練習之後即可發出「氣」或「超能力」。這是因為對孩子而言，聽到「氣」的時候，會立即坦率的接受。但是，大人卻會受到一般常識的阻礙。

也可以這樣的解釋。日本人由於高度「氣」的作用，所以在知性方面也比較優秀，而在明治維新時引進的西洋科學異質文化，也能夠順利的加以接受。因為理解力高、集中力高之故，所以只要決定了方向，即可發揮強大的力量。也正由於如此而開始否定「氣」的存在，造成了今天的結果。

因此到「氣場」的時候，希望能夠有坦然接受「氣」存在的心情。衷心的想要提高「氣」的力量，提高身心的能力。

由於零磁場的發現，而開發了可以集中「氣」的健康機械。能否坦然的接受「氣」的概念，是健康機器能否有效利用的關鍵。

日本人必須改變對氣的認識，才能使日本成為「氣」的大國，也才能成為世界中可以和平、健康而又最容易生活的地點。這些理想的追求，正是使目前的我感到快樂的理由。

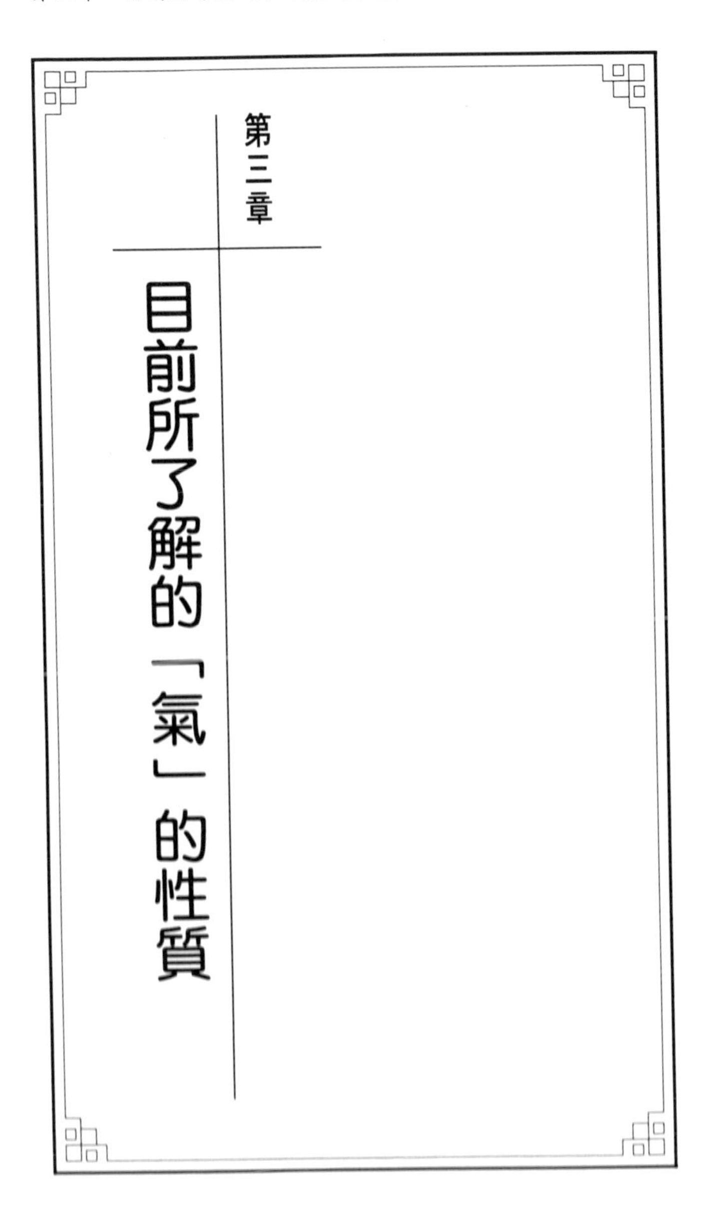

第三章

目前所了解的「氣」的性質

(9) 東京、北京間氣的傳達實驗中所了解的事實

「氣」確能遠距離傳送

本章所要說明的，是最近所了解的「氣」的各種性質，在進入主題之前，先將前面的話題作扼要的整理。

①「氣」雖真相不明，但確實存在。

②「氣」可分為存在於人類體內循環的「內氣」及人類體外的外氣，但是兩種「氣」的性質相同。而且，「氣」會不斷的出入人體。

③外氣通常十分稀疏，但是「氣」會集中在「零」，使「氣」提高。這是經由零磁場的研究而發現。自然界方面，則在有斷層的地方形成零，形成集中「氣」的「氣場」。

④控制及處理「氣」時，必須整理心理性，物理性、環境性等諸條件。

請各位先在腦中記下這些，然後我們再繼續探討「氣」的問題。

為了調查「氣」的科學性質，日、中共同進行多項研究，其中之一就是東京、北京之間的「氣」的傳達實驗。我們的目的是調查將氣送往距東京二千公里以上的北京，能否使北京的水發生變化。

參加實驗的，中國方面是人體科學研究院，日本方面則是與我有關的日本工業技術振興協會。還有氣功師梁蔭全師父。

相信有不少人都聽過遠隔地送氣的話題。曾有一個例子是氣功師交待「某月某日某時會送『氣』」，而他抱著半信半疑的態度，其結果到了某一個時刻身體突然開始發熱，而對方正好打電話來說：「剛剛送了『氣』，你覺得如何呢？」

以前我曾進行過實驗，以測定遠隔地送來的氣。例如，由東京的八王子市，將「氣」送至當時我在電氣通信大學的研究室（東京都調布市）。距離約為二十公里左右，當時是以如下的方式進行。

由八王子將氣送來時，先打電話給送「氣」的人（施術員）。然後藉由話筒以各種方法送「氣」。

而另一方面在實驗室內，實驗員左手拿著受話器，將受話器的聽筒朝向加入蒸餾水的燒杯。

也就是說，當時的想法是利用電話來送「氣」。不過，這項實驗是在距今十幾年前的一九八三年進行。

其結果，確認經由電話，可由遠隔地傳入氣，並使水的導電率提高。但是，在這種情況之下，導電率會隨時間的變化而降低，恢復原來的狀態。觀察其PH值的變化，則發現有隨時間而稍微增加的傾向。

當然，這種「氣」的傳達現代科學是不加以承認的。因為向相隔幾百公尺，或幾公里的地點送「氣」，是現代科學無法說明的。可是，雖然不能說明，利用電話的實驗已確認可由遠隔地送氣。這恐怕不是「單純偶然的一致」可以解釋的。

不過，當時所謂的遠隔地也僅有二十公里的距離而已。若是考慮「氣」的性質，送至更遠的地區都是可能的。

為了實際測定可否在更遠的場所傳「氣」，所以才進行實驗。幸而我們有利用水為感應器的特殊技術。從遠隔地送「氣」的對象是水，可以進行嚴格管理，而導電率的變化也可依客觀數值來確認。

進行實驗的方法

很樂意接受實驗的梁蔭全師父，出生於中國廣東省，目前居住於東京。才三十二歲（實驗時），還非常年輕，但卻具有優秀能力的氣功師，在目前的中國，是屈指可數的人物。能夠進行在東京、北京之間送氣的實驗，全仗梁師父的協助。

實驗的方法是在北京準備水，而梁師父在他居住的東京送氣。送達之後，測定北京的水的性質，以確認「氣」是否送達。此時不使用電話，在東京的梁師父與北京的實驗室之間，並沒有任何連結手段的情況之下進行實驗。

這樣的敍述看來似乎很簡單，但事前的準備工作，包含細部在內，都做過多次討論。而北京接受「氣」的場所，則利用設置於北京的首都師範大學附屬中學校內的人體科學研究院實驗室。水的測定也使用同樣的場所。

梁師父還沒有去過那裡，對他而言是一個陌生的場所。

此外，實際測定水的兩名女性，她們兩人都是門外漢，也就是說完全沒有控制「氣」的能力。而她們及中國方面進行實驗的人，也都不認識梁師父。

盛水的容器，也都由北京人體科學研究院準備，梁師父從來沒看過，也沒摸過。當然，梁師父也不可能在事前動任何手腳。

對於完全沒看過，也沒接觸過的地點，距離東京，又有二千公里以上的距離，是否能夠確實送氣呢？為了送氣時的標記，梁師父事前先寫了五十個「B」送到北京，用膠帶貼在加蓋的玻璃上。

這些字是用黑筆寫在一般的白紙上。字的大小約在一～二公分平方。北京方面用剪刀一個個剪開使用。為了區別有貼字的稱之為「有B」，沒有的則以「無B」稱之。

送氣的日期與時間，事前東京與北京先以傳真聯絡，然後決定。若是水（經過數次蒸餾的蒸餾水）的準備與送氣的時機無法一致，如前所述，空氣中的二氧化碳與細塵等，會使水的性質過度轉變，造成測定「氣」的不正確性。

通常，梁師父會在星期一上午七點至七點半的時間送氣，實驗不止一次，進行了好幾次。而且北京與東京的連絡方面，北京實驗室並沒有直接與梁師父連絡過。與北京的所有連絡，都由我們負責。

梁師父送「氣」時，實驗室中準備了加蓋的水，不可讓任何人進入。因為如果有人在場，即使那個人不見有控制「氣」的能力，其想念恐怕也會影響到擁有心的能量—「氣」。

但是，此次實驗的準備上最困難的，是讓中國方面理解實驗環境的準備。

如上所述，要測定擁有的能量「氣」，對實驗條件的設定要特別注意。否則無法正確測定「氣」。為了使他們完全理解，我曾數度前往中國進行指導。

東京送出的「氣」到達北京了

梁師父由東京送「氣」之後，北京實驗室內的水，以加蓋收藏於木製的櫥櫃內，在室溫之下放置至翌日。櫥櫃必須上鎖，以避免他人的接觸。

到了第二日及第三日，每一小時測一次加入「氣」的水及普通水（對照水）的導電率，以調查導電率的變化。第二天才測定是因為「氣」要溶入水中必須花一段時間。

簡單的說，放在北京實驗室的水（蒸餾水），和氣功師直接用手在容器上方把「氣」加入的水，產生了相同的導電率變化。這樣說各位可能不懂，現在詳述如下，以蒸餾水的情況來說，加入「氣」的水與對照水的導電率的時間變化與變化坡度為，每三十個樣本的平均值，有「氣」的水是對照水的一・四～三・八倍。

前面提過，放置於實驗室的水，為了避免受到梁師父以外的人的「氣」之影響，已進行了嚴格管理。而此水具有與氣功水相同性質的事實，不外乎是因為在東京的梁師父已將「氣」送到北京。

在這實驗中，又發現許多令人很感興趣的事。例如：在裝著用來接收氣的水之玻璃瓶中，分為貼有「B」字的「有B」瓶，及什麼都不貼的「無B」瓶。在一次的實驗中，將十支瓶子裝入同樣的水時，讓其中九支是「有B」，一支是「無B」分為兩組。這時候，結果顯示瓶數少的一組，比瓶數多的一組更容易被送「氣」。

而實驗所使用的水，準備了蒸餾水、北京的自來水、井水，目的是要比較水的種類不同，則「氣」進入之程度的差距。結果，自來水與井水的「氣」較不易進入，但並不是完全不能，進入的可能性只有氣功師送「氣」的百分之十三的比例。

如何把「氣」送至遠隔地

可以在東京、北京之間距二千公里以上的遠隔地送「氣」的事實，已用科學方法加以證明了。作為一個觀察的科學家，當然對「氣」如何傳達這一點感到好奇。

此種「氣」的傳達現象是目前的科學無法說明的。若從音波或電波傳達的原理來思考，只能得到「那是不可能」的結論。可是「氣」確實傳達了，所以，不得不完全將想法加以改變。

關於這一點，我設定一個假說，氣功師在送「氣」的過程之中，產生了靈體脫離的現象。

臨死經驗目前已廣為人知，現在也有不少的人知道何謂靈體脫離。臨死經驗的其中一個模式，就是接受大手術臨死之前，產生另一個自己在手術室或病房上方，看著躺在手術台或病床上的自己。接受手術時，當然本人是沒有意識的，根據常識的判斷，應該不會了解自己的周圍發生了什麼事。

可是，當本人的意識恢復之後，卻可以清楚的記住手術室的狀況，醫生與護士的對話等不在場的人無法知道的事情，只能夠解釋為「看到另一個自己」，這一類的個案曾經提出過為數不少的報告。

這種現象可就是靈體脫離。也就是一種意識脫離出體外的現象。而且，這個意識還觀察了接受手術躺在床上的自己。

有些靈體脫離現象，不止發生在臨死經驗中，平時也會。也就是身體在房子裡，意識卻走出了屋外，見聞了房間內不會見聞之事的現象。

氣功師將「氣」送至遠距的場所，也就是「輸送心思」，根據我的推論，梁先生人雖在東京，卻把心思送入中國的實驗室，很可能靈體脫離的狀態十分接近。「氣」是依意識的作用而調整，當把心思送至北京實驗室的水中時，便可控制「氣」進入水中。

雖然說是傳送心思，能將「氣」完全正確送入完全陌生的場所內，梁師父控制力真令人難以想像。

意識的移動不受時間、距離的制約

若考慮心思、意識的「移動」，那麼，不論多遠距離，「氣」皆可瞬間到達是可以理解的。例如，我們不可能瞬間就到美國或中國。即使到隔壁的房間去，也不可能在瞬間做到，再快也要幾秒鐘。

與此相對地，腦中的想像，卻可在瞬間到達遙遠距離的場所。我們可以瞬間想到美國或是中國。因為物理性的距離或時間與此無關。不論多遠，一想到美國，即可瞬間在腦中出現美國的影像。而且還可以同時感受到風吹的涼爽與花的香氣。經過意念訓練之後，據說，只要想到什麼，大腦就會產生與實際相同的反應。因此，雖然身體在日本，意識卻已到達美國或中國。

但是，一般人的此種想像是有界限的。也就是說，過去沒有見過的地方很難加以想像。例如，沒有去過紐約的人，可以透過電影、電視、照片、書籍所「見過」的美國作為根據，想像紐約或加州等各種美國的情況。可是，恐怕就無法想像美國前總統雷根的家究竟如何。

除了看過的人之外，一般人難想像出與雷根家完全相同的情況。

可是，梁師父事前並沒有得到任何有關北京實驗室的資料，卻正確無誤的把送入置於其中的水。在輸送想念時的梁師父是否「看見」北京的實驗室呢。要調查「氣」的不可思議與動向，這也是研究的課題之一。

不論如何，意識是可以不受時間或空間的阻礙。意識的移動可以超越時間、空間。所以，這一次我們的實驗是在東京、北京之間進行，但若距離更遠，例如地球另外一面的地方，應該也可以做到，以此類推，說不定還可以把「氣」送往宇宙空間。

當然，「氣」的傳遞方式與光是完全不同的，關於這一點，我目前有如下的想法。

我們周圍的宇宙空間充滿了「氣」（外氣）。氣功師所送的「氣」是否是透過外氣而傳送的呢。舉例來說，將球排成一直線後，從一方將球推出，並排的球會將力量逐一傳達，可以將另一側末端的球推出去。但是「氣」的傳遞方式層次完全不同，是可以超過時間、空間，瞬間由東京傳往北京。

當然，我必須要強調這只是我的假設。

(10) 「氣」是具有心的能量

「氣」可依人類的意識操作

「到底什麼是『氣』？」

過去我經常接到這種質問。由於「氣」是眼睛看不見，而又無法觸摸的，任何人都會產生類似的疑問。但是，很遺憾的，我無法告訴你這就是『氣』，然後給你一個正確答案。不止是我，許多人都努力試圖解開「氣」，但是，「氣」的內容卻依然不明。目前對於這一類的質問，我都進行如下的回答。

「『氣』是一種有心（或有意識）的能量。」

氣功師發出「氣」的時候，會因心思而使「氣」的作用發生變化。因此才能將「氣」送至遠隔地。用手直接送「氣」時，會因對象的不同而改變強度。根據我的實驗，可以發現心思的變化，會使導電率的變化模式改變，即改變「氣」的性質。

這表示「氣」是由發出「氣」者的意識所操作。藉內氣功使身體的「氣」循環時，它會依本人意識的「命令」「接下來是頭，接下來是腹部」，然後環繞身體的內部。

當然，要控制「氣」必須要有某種程度的訓練。而且可以自由自在控制「氣」的人，是十分有限的。但是，只要努力，任何人都可以控制「氣」。

這也是「氣」不可思議性質之一。可依我們人類意識而操作的物質或能量平時並不存在，因此，無論如何的想念，連一張紙也無法移動。而所謂的超能力現象之中，有一種不接觸對象而使物體移動的「念動」，也可以解釋是以「氣」的能量為媒介而移動物體。

精神與肉體不能分離的概念

由於可藉人類的意識控制「氣」，表示「氣」也有接受人類意識的心存在。所以，研究者之間稱之為「具有意識的能量」「依意識控制的能力」「擁有心的物質」。而複雜的說法，是（「有處理資訊能力的能量（物質）」）。

我本身將「氣」視為一種能量，以物理學家的角度進行物質層面的研究。雖然「氣」的內容尚無法了解，但是可以確定是與意識為一體的物質。所以，當被詢問「『氣』到底是什麼？」的時候，我會回答「一種具有心的能量」。

由於「氣」同時具有心與物質兩個層面，可以說是最接近人類「精神」的物質。

聽到我的解釋，必然會有人產生懷疑「精神又不是物質，會有接近精神的物質存在嗎？」現代科學將心靈與肉體（物質）完全分開。科學的研究對象只有物質，心並不屬於現代科學的對象。結果，如此發達的現代科學爲人類帶來極大的恩惠，於是心靈與肉體成為完全不同的概念，就變成理所當然了。所以，會對「『氣』是擁有心的物質，與精神十分接近」這句話感到疑惑的理由在此。

可是，心靈與身體是不同概念的想法，真的是理所當然嗎？這種想法真的正確嗎？

我覺得我們必須在將世界分為心靈與物質的二元論想法中，重新獲得自由。雖然擁有這種想法的人已越來越少，但在醫學上，將身心以統合的方式進行觀察的「全方位醫學」的概念，卻已廣受支持了。

人類的心靈與肉體絕對不可能區分為兩個部份，兩者有極為密切的關係，這是從以前就知道的。例如「假藥效果」，認為藥物的效果很好而服藥，即使是完全沒有藥效也會出現效果。相反的，若認為「這種藥怎麼會有效」，即使原本是特效藥，也會一點效果也沒有。而且，如果聽說「這種藥有某種副作用時」，本來這種藥不可能有的副作用都會實際出現。這表示意識狀態的不同將會改變藥物的效果。

因此，當新藥被開發出來之後，為了避免假藥效果，必須採用雙重盲檢法的麻煩手續。也就是說，把真藥與假藥合在一起使用，比較雙方的結果，這時投藥的醫生與得藥的被驗者（患者），都無法得知何者為真，何者為假。

有關於對身體的影響方面，由於免疫物質的研究已逐漸明朗，也出現了調查心理狀態與癌症之生成、治療關係的新醫學部門。

「氣」是心與物質的統合

精神與肉體不可分離的概念更進一步的展開，就是「氣」是具有心的能量。

實際上，若是聽氣功師等會放出「氣」的人的說法，可以證明「氣」與心有密切的關係。例如，用手進行治療時，氣功師會想念著治好這個人的疾病然後放出氣。將「氣」放入水中製成氣功水也是一樣，他們要先想像水，想像自己是水，進一步的認為自己是水，才可讓「氣」進入水中。總之，就是把內心所描繪的東西轉化成能量，並用這種能量來治好疾病、改變水的性質。

反過來說，內心中若沒有任何的想念，「氣」便無法順利放出。即使放出「氣」，也沒有決定好能量的形式。所以，「氣」是可依心的控制而產生的物質及能量。

所以，「氣」具有受意識支配之能量的性質。前面也說過很多次，「氣」之實驗的困難度就在於「氣」的此種性質。若是實驗的場所中有人對「氣」抱著疑問與偏見，「氣」就無法順利放出。那是因為會產生討厭「氣」的人，「氣」也會討厭他的現象。也可能是能夠放出「氣」的人，會敏感的反應周圍的意識與情感，所以會受疑問與偏見的影響而無法產生放出「氣」的心思。

因此，「氣」的實驗，如前所述，先整頓好「心理的環境」是最重要的。也就是說，實際從事實驗的人，必須有想要感知、測定「氣」的意識。根據此種意識的作用，「氣」才會出現、才會發揮機能作用，才能加以測定。

此外，根據零磁場的研究，我們知道正的能量與負的能量相撞會產生「零」，並聚集「氣」，因此「零」與「氣」具有相似的性質。

也許有人開始猜測，「零」的性質到底是什麼。根據一般人的想法，既然什麼都沒有，當然也不見有任何性質。的確，不論多認真的檢查，「零」是找不出任何東西的。反過來說，什麼都沒有，不正好就是「零」的性質嗎？換言之，不存在著大小、方向性或時間，就是「零」的最大性質。

擁有與「零」相同性質的就是意識。前面說過，意識是不存在著時間與空間的障壁。所以，意識也不具有大小、方向性與時間。

與「零」及意識有相通的性質，就是「氣」集中於「零」的原因，這是我個人的解釋。由於認為「氣」是具有意識的能量，才可能說明「氣」集中於「零」的不可思議現象。也顯示了一項找出「氣」之性質的有力線索。

⑾「氣」與水親和

水與生命有密切關係

我已經再三說明，為了證明「氣」的存在，我用水作感應器來測定「氣」。目前要測定「氣」，除了像我一樣用水之外，還沒有出現其他的方法。反過來說，正因為想到用水測定「氣」的方法，才使「氣」的測定獲得成功，下面要說明我使用水做實驗的動機。

「氣」被認為與生命的活動有密切的關係，而另外一種與生命活動有密切關係的，就是水。

也許各位都聽過，所有的動物都是自海底誕生的說法。根據推測，地球可能誕生於三十五億年前。生命體花費了長久時間的進化，才使我們成為人類，現在再把劇本做一個簡單的回顧，在海中進化，擁有脊椎的魚類，出現了登上陸地的河川或池子的種類，接著又進化為也能在地上生存的兩棲類。而兩棲類又進化為爬蟲類，再由爬蟲類誕生了哺乳類與鳥類，最後，哺乳類中的人類登場了。

經過此種進化的人類，現在仍與海洋有密切的關係，只要觀察人類的內部環境就可以了解這一點，人類的身體有百分之六十都是水份，若因事故而大量出血失去水份，人類是無法維持生命的。

在夏天的戶外，若是沒有充分補足水份而進行運動訓練，則會因脫水症狀而失去意識，水之重要性亦由此可知，此時若不立即補充水份，可能會有生命的危險。

因此，若由人的內部進行觀察，則可謂人類一直在水中生存，不止人類，一切的動植物，若其內部的水份不足，都將無法維持生命。為了保持水份，所以在與外界直接接觸的部位便以皮膚包裹，以防止因蒸發而大量奪去體內的水份。

人種不同，汗腺之數目亦不同的理由，是為了因應濕潤地區與乾燥地區皮膚表層之水份蒸發量的不同，為了適應環境而產生的。

這表示，保持體內的水份對生命而言是非常重要的。

「氣」與水的相契

水是維持生命活動不可或缺的，而「氣」也被認為與生命的活動有密切關係，既然如此，我懷疑水與「氣」是否會相互反應呢。因此，我在測定生命能量的「氣」時，才會決定使用無生物的水。

當然，要測定「氣」，並不是只有限定水一種而已。根據推論，「氣」一旦進入物質，就會造成其性質的變化，而此種變化又是可以測得的，所以，應該是任何物質都可以使用才對。不過，目前仍未能找到這樣的物質。

不論如何，水與「氣」的親和力是十分卓越的。

水與「氣」的關係，能夠表示的部份還相當多。例如根據風水學，水可以運「氣」，也能夠呼喚「氣」。此外，在「氣」會增高的場所內，河川與池水等的水是不可或缺的。

氣功水也表示「氣」與水的密切關係。在中國認為，氣功師加「氣」進入水再由病人飲用可以治好病症。據說，提出了許多現代醫學治不好的慢性病或老人病，卻用飲用氣功水的方式治好的報告。

當然，所謂的氣功水在外觀上與一般的水無異，不知道是否真的加上「氣」，而且，過去的人並不會很認真的思考「氣」與水的關係。可是，就經驗上而言，的確喝下這些水是可以治好疾病，並且改善身體的情況。因此，民間療法才得以長期沿襲下來。

日本以前有養老瀑布的傳說，某些地方的水與一般的水不同，一直被人們珍視。這或許是「氣」含量高的地方的水，產生與氣功水相同的變化。

日本酒因為水的不同使味道產生變化是衆所周知的，向來出好水的地方都是日本酒的產地，也許是那水中所含的「氣」提高了酵母的活性度也未可知。

「氣」討厭人工的東西

雖然「氣」與水的親和力高，但由於水的性質不同，親和力的大小也不相同。例如，根據我的實驗，井水蒸餾後的水「氣」較易溶入，而直接使用井水時則「氣」不易溶入。或許與水中所含之離子（導電率）與電子（氧化還原電位）有密切的關係。

另外，自來水與「氣」的親和力不是零，就是極低。尤其是最近都市的自來水，大家都知道由於水質污染、大量消毒劑、殺菌劑等化學物質被使用。因此，夏天時會有很濃的漂白水味，很難直接飲用。而且會出現對人體有害的危險物質，所以有研究者提出警告，認為自來水不該直接飲用。

我認為自來水與「氣」之親和力低的理由，是因為含許多人工的化學物質。前面也說過「氣」是非常討厭人工的東西。

聽我這麼說，也許有人會憂慮，一直喝與「氣」親和力差的自來水，會使體內的水與「氣」的關係變得如何呢。當然，這裡所謂的親和力只是與氣功師發出體外的氣有關而已，體內的水與「氣」的關係，目前則完全無法知曉。而由嘴巴飲水，並由體內吸收後會發生何種變化，也不得而知。

也許長時間飲用自來水，會降低體內「氣」的層級，會損害身體的健康也說不定，但是，我目前尚未得到可以加以推論或建立假說的材料。

我並不是在找藉口推卸責任，但是目前對氣功水的全貌不十分明瞭。中國的氣功水是用何種水製成的不得而知，加入何種「氣」，可成為具有氣功治療效果的氣功水也不得而知。

前面說過，發出「氣」時氣功師具有之不同意識，會造成「氣」功能的改變，但在目前的階段中，無法確定這些「氣」的種類區別。

就身為一個物理學家的立場而言，這方面的研究有比我更適合的人存在。不過，直接飲用「氣」所討厭的人工水，我想應該是不太好的。

「氣」可以控制天氣

最後，若是考慮其與水的親和力，或許可以用「氣」來改變天候。

我國古代有祈雨的習俗。持續的日照會使作物的生長遭到妨礙，是擁有特別能力的巫師便開始祈雨，而降雨能力越高的人也越受尊崇。

一定有人認為「祈禱、唸咒就可以降雨，那太簡單了」，現代人也許會認為只是巧合，或者是因為有判讀氣象的能力，所以選在將要降雨的時刻開始祈禱。的確，這樣的想法才合乎常識。但是我認為真的有人可以祈禱使天空下雨。

在現代的社會中，祈雨已依形勢改為使用乾冰的人造雨。用飛機在上空撒下乾冰粒，使乾冰周圍的空氣變冷，讓氣化的水蒸氣轉為液態的水，包圍在乾冰四周。成為大水滴之後便會降於地面，於是形成了降雨。

我記得數年前九州發生大乾旱時，人造雨曾被認真檢討過。但是，目前的人造雨仍然未必可以成功。即使是現代科學的發達，天氣的問題仍然只能仰仗天候的變化。

我想，用「氣」控制天氣的想法也許很難令人相信，但其可能性絕非是零。各位都知道浮在空中的雲就是空氣中的水份，以微細的水滴或冰的狀態飄浮在空中，說得更簡單點，其實雲就是水。

若是對雲中的水送「氣」又將會如何呢。有雲的地方，是上空二十公里至地表附近。既然東京可以改變兩千公里外北京的水，那麽，把「氣」送往地面上空的雲，以改變其性質使之降雨的可能性應該是可以成功。

古代的巫師以祈雨的方法使天空降雨，若是考慮「氣」與水之親和力，就不是不可能的事了。

⑿「氣」的控制

控制「氣」的三種方法

在考慮「氣」的實用化時，如何控制「氣」就成為一個很大的問題。說得更簡單一點，若不能使「氣」出現，根本就談不上實用化。

「氣」的控制可以考慮三種方法；第一是氣功師藉由功能者的意念，第二是環境條件的設定，以及第三個，使用我們努力研究開發的人工外氣控制裝置。

其中大家最熟悉的是使用意念的方法。

氣功師發出「氣」時，通常是閉眼瞑想，強化集中的意念。有些更如佐藤真志先生一樣，最初時與「氣」的接受者連絡意識，接下來不須集中意識，也能夠對接受者送「氣」。佐藤先生還可以與接受者或第三者對話，但是，一般人是做不到的。必須集中意念，周圍保持安靜而沒有雜音比較有效。

但是不是只有氣功師可以瞑想或集中意念。例如，所謂新體道的武道創始者青木宏之先生，即使不接觸對方的身體，也可藉「氣」彈開對方的身體。這當然是青木先生所發出之「氣」所產生的作用。有些超能力者可以藉著發出「氣」而產生特異現象，但是，根據我所了解的範圍，能夠發出「氣」的人，必然要進行瞑想或集中意念。

集中意念或瞑想時，他們做些什麼行動呢？簡單的說，就是意識控制。控制能夠使「氣」容易發出的意識。

那麽，在什麼樣的意識之下可以發出「氣」呢？調查之後發現，即使沒有特別的能力，一般人也可以有效的發出「氣」的方法。

發出「氣」時的意識狀態

話雖如此，所謂的意識與「氣」同樣的難以掌握。「氣」是「具有意識的能量」，正如這句話所表示的，我雖然都使用「意識」這句話來表達，但是並沒有嚴格的定義。這只是為了使一般人了解「氣」的性質而權宜使用。

但是，意識與腦有很深刻的關係，大家都知道腦波所表示的是意識的層級。因此，研究發出「氣」時的腦波，便可了解當時意識的狀態。而腦波的測定與分析，則是在以α腦波研究而聞名的能力開發研究所，志賀一雅先生的協助下進行的。

腦波一般分類為五個階段。按頻率之高低依序命名為伽瑪（γ）波、貝塔（β）波、阿爾法（α）波、西塔（θ）波、代爾塔（δ）波。

早上醒來佔優勢的貝塔波。工作、用功等日常行動時也都屬於貝塔波。伽瑪波只在特別興奮、覺得憤怒或不安時才會出現。

代爾塔波與西塔波都屬較慢的腦波，只有夜晚睡眠時會出現。人類睡眠後，腦波會漸漸變慢，等睡著之後就成為西塔波。這個時候只要一有聲音會立刻醒來。

可是當睡眠的深度更深之後，會有更慢的代爾塔波出現。表示已陷入被搖動也不會醒來的深度睡眠之中。

最後賸下的是阿爾法波，阿爾法波是身心皆充分放鬆時才會出現的腦波。進行坐禪的禪僧多半發出的是阿爾波。一般人也都在閉著眼睛時容易發出阿爾法波。可是，張開眼睛後阿爾法波就消失了，又恢復貝塔波佔優勢的局面。另外一心不亂的讀書，或集中於某事而忘了時間的時候，也會出現阿爾法波。

也就是說，伽瑪波、貝塔波、阿爾法波是清醒而有意識時的腦波，相對的，西塔波或代爾塔波，則屬於睡眠或無意識時的腦波。而且，腦波並不是只有一種單獨出現的，而是由數種腦波複合而成，或是在極短的時間內轉換成其他波型。其中何種腦波佔優勢，決定所發出的是阿爾法波或貝塔波。此外，有時會因腦之測定部位而不同，某處可能阿爾波較強而其他則是貝塔波佔優勢。

發出「氣」時會出現阿爾法腦波

在這些腦波之中，阿爾波與能力的發揮有密切的關係，這是很多人都知道的。志賀一雅將米長邦雄等棋士，以及可將圓周率記憶至小數點後兩萬位數的友寄哲先生等，衆多人的腦波加以測定之後，解開了阿爾法波與能力之間的關係。

至於發出「氣」時腦波的變化情況又如何呢?先說結果，阿爾法波出現了，而且不是一般狀態下看見的阿爾法波。

下面是數名氣功師發出「氣」時進行腦波測定的結果，可以找到其共同的傾向。

發出「氣」時，先閉上眼睛，調整呼吸使身心放鬆，這個時候可以觀察到阿爾法波。但是，此時的阿爾法波，頻率大約八赫茲較慢的阿爾波，志賀先生稱之為慢阿爾法波。這種慢阿爾法波，在放鬆或睡眠前的朦朧狀態中會出現。

此時，意識會逐漸接近無意識。想使「氣」出現而集中意念時，腦波會穩定為十赫茲左右。

根據志賀先生的說法，是屬於中阿爾法波的狀態。在此種中阿爾法波時，棋士容易找到好的棋路，或是突然想到難題的解決方式，而坐禪中的禪僧進入稱為三昧(聚精會神)的特別境界時，也會發出此種腦波，志賀先生也曾加以確認過。

發出「氣」時，腦波也會發出中阿爾法波。

「氣」在變性意識狀態下會出現

根據這樣的腦波變化，又可以了解何種事實呢？其中之一，就是「氣」與變性意識有密切關係。

所謂的變性意識狀態，是介於覺醒意識與無意識之間一種特別的意識狀態，是身心醫療或精神醫療上所使用的語言。

由於介於日間意識與夜間意識之間，所以稱為「黎明意識」。
處於變性意識狀態時，支配人類知性與理性的大腦新皮質受到抑制，動物性本能或自我意識所無法控制的自律神經，及負責荷爾蒙調整的腦幹及視丘下部等之作用則活潑化。

而處於此種狀態時人的被暗示性將提高。也就是容易受到暗示。在美國的推理小說中，常出現對有莫名其妙不安及困擾的人施行催眠術，讓他的記憶回到孩童時代，使本人找回孩童時代的記憶以找出不安的原因。

這就是利用變性意識狀態而提高其被暗示性。

使用於身心症治療的自律訓練，是靠身心的放鬆與暗示而達到變性意識狀態，以自己的意志控制自律神經的方法，曾有報告提出靠自律訓練而處於變性意識狀態時，可以提高免疫力。此種提高自然治癒力，提高自己能力的方法，由於自律訓練或催眠法的緣故，使變性意識狀態廣受矚目。

「氣」被認爲會在變性意識狀態之中出現，宗教家發生奇蹟，瑜伽修行者體驗超常現象，都被認為與變性意識狀態有密切的關係。佛教與瑜伽的共通點是一心不亂的念佛，進行坐禪與瞑想，讓心無雜念。也就是使意識後退，接近無意識的狀態。此種意識與無意識相通的狀態，就是變性意識狀態。

不論是用自律訓練法進入變性意識狀態，所產生之提高自然治癒力的效果，或是宗教等修行之所以引起奇蹟或超常現象，都與「氣」的控制有關。

在變性意識狀態之下，無意識與意識互通

處於意識與無意識間的變性意識狀態，是極為耐人尋味的意識狀態。

發出「氣」時，腦波會發出強的阿爾法波

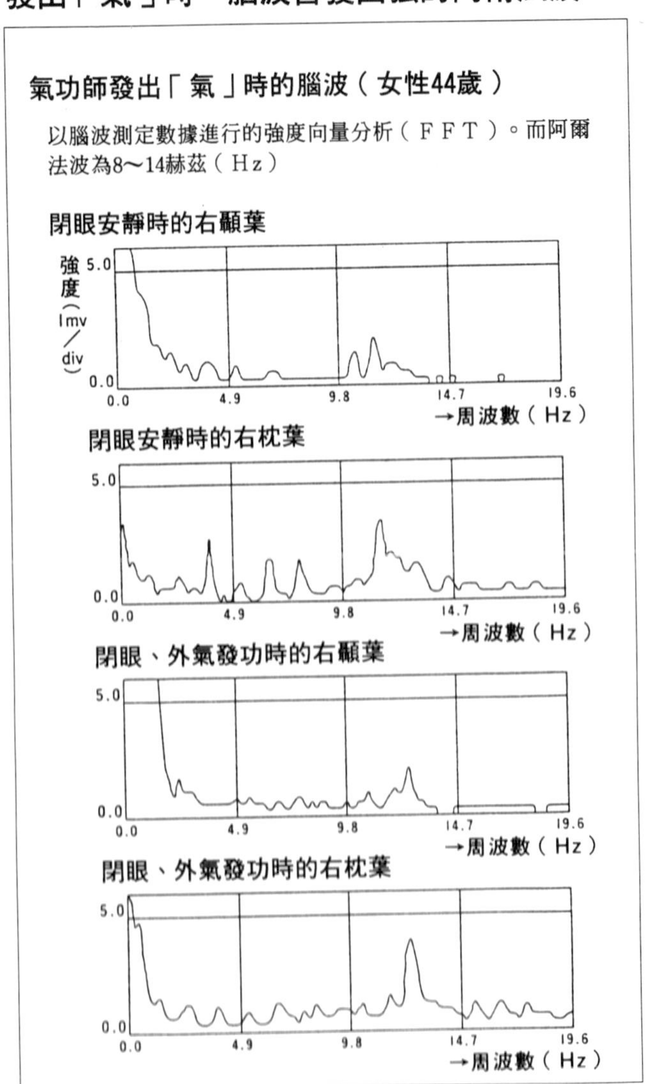

此時人類原本具有的能力會發揮至最高點，說明其理由如下。

人類的意識猶如冰山一般，浮出海面的只是一小部份。其下還有龐大的無意識（潛意識）領域。正如佛洛依德與容格所解明的意識底層的無意識世界，無意識領域對人類的行動有很大的影響力。這裡收藏著連自己都已經遺忘的記憶。

有關無意識，目前不了解的部份尚多，但是沈睡在這裡的很可能與人類五官所認識的意識世界是完全不同的，是比五官更上一級的感覺。而變性意識狀態則是意識與無意識連接的大門。

當門打開時，一般無法以意志控制的身體作用會被控制，可以提高自然治療力，並將潛在所有的能力引至最高。在這種情況下，當然也可以控制「氣」。

中國的氣功認為要使「氣」出現，必須使意識與無意識打通。此種訓練法就是氣功，只要達到使意識與無意識相通的境界，就可以自由自在控制「氣」。

現在，換一個觀點來討論變性意識狀態。人類的腦，外側為大腦新皮質，其內側是舊大腦的古皮質、舊皮質，更深處的內部，則是稱為植物腦的視丘或腦幹。新皮質支配的是知性與理性，古皮質或舊皮質又稱為情動腦，由此可知支配的是本能或情動。視丘與腦幹控制體內的自律機能與恆常機能的基本生命活動。所以，即使因腦出血而傷害新皮質或舊皮質，人類仍然可以生存，但若腦幹受損，卻會立即死亡。

在這些腦中，意識與新皮質有密切的關係，無意識則與古、舊皮質及視丘、腦幹有關。變性意識狀態使意識與無意識互通，這表示意識的作用被抑制，而無意識屬於活性化的狀態，所以，此時的古、舊皮質作用，應該產生變化。

我們無法直接調查腦波，因此使用前面介紹的APG與AMI計測。AMI可以測定自律神經系統，經絡系統的變化，APG可測定指尖微血管血液的流通，而血液的流通則靠自律神經的控制。

此外，還調查脈搏數的變化。結果，氣功者發出「氣」時，自律神經系統與經絡系統出現無法想像的變化，確定情動腦與腦幹產生了活性化。從結果中我們可以知道，變性意識狀態中意識與無意識是處於相連的狀態。

「氣」的控制，竟然與變性意識狀態有如此密切的關係，真是一件令人感興趣的事。前面說過將心與物質完全區分的二元論是無法解開「氣」，而連接意識與無意識並加以統合的變性意識狀態，也正好否定了這樣的二元論。

「氣」從環境接受的看不見力量

氣功師控制「氣」的時候，腦波的狀態是完美的阿爾法波，就意識的觀點來看，是處於變性意識狀態的特別狀態，控制「氣」的關鍵就在於變性意識狀態。

那麽，控制「氣」的其他兩種方式又是什麽呢。所謂環境條件，簡單的說，就是分為可以發生「氣」的環境與不易發生「氣」的環境。關於這一點有數種因素可以考慮。

第一項要素，是存在於地球上眼睛看不見的一種力量——「舒曼共振」。地球就好比一塊大磁石，北極為S極，南極為N極。此時，大地磁氣的磁力線由N極發出進入S極，此種磁力會發生電流，而電流則是與磁力形成直角向南北方向流動。會受磁力的影響也是「氣」的性質之一，這一點可以從實驗中加以確認。

此外，太陽所發出的不止是光，還有一種被稱為「太陽風」的帶電粒子也會飛來。於是地球的周圍會受到各種電磁場的干擾，而在各具有周期且又相互影響的結果，地球上的磁場、離子、大地電流會出現「晃動」。而且不止在地球的表面，也與空中的離子或電磁場發生共鳴、共振作用，稱之為「舒曼共振」。

其周波數大致在四～十三赫茲，而產生最強作用的特性值大約為八赫茲。而八赫茲則相當於腦波中的阿爾法波，也就是發出「氣」的腦波。另外，後面我將要說明，氣功師發出「氣」時，手會發出「聲音」，這種聲音也具有八赫茲的頻率。

我並不認為這種一致是偶然的。此種頻率應該隱藏著某種重要關鍵。所有的波長，只要頻率一致，便會產生共鳴、共振，使能量增幅。

也就是說，腦波或細胞的周波數與地球規模、宇宙規模的頻率相合時，很可能會出現極大的能量。換言之，當意識與外界發生共振，即可對外界的物質發生影響。再加上宇宙中獲得資訊也會進入腦中。

「氣」或超能力者之所以引起一般人所無法想像的現象，或許秘密就在於此。

下雨天不易控制「氣」

對於「氣」的控制來說，下雨天是一種不利的條件。此與空間電位的方向有關。例如打雷的時候，上空的電位是正，地表附近為負。下雨天時，地表附近存在較多正離子，但是正離子會刺激交感神經，故而會升高緊張，增加焦慮與不快感。

在此種狀態之下將很難控制「氣」。

相對的，晴天時的空間電位，上空為正電，地表為負電，地球上容易發生負離子。此種負離子會刺激副交感神經，因而容易放鬆，使情緒愉快。

也就成為容易控制「氣」的狀態。

從這一點來看，「氣」的實驗最好選擇晴日，避免雨天。

有關天候的問題，根據我的經驗，濕度在百分之八十以下最容易出現。可是濕度太低也不行，因為「氣」會與水發生親和性，被空氣中的水份吸收。但是如果「氣」不動的話，實驗也不太容易成功。

前面說過負離子會刺激副交感神經，呈現「氣」容易被控制的狀態，但是人工製造的負離子一般都對身體不好。對身體有好處，又可增加「氣」的，是產生於瀑布（落下水）、地表、水面、植物的葉子等的天然負離子。

不過，即使是人工的負離子，若能有正離子與之保持平衡，並使其旋轉造成「零」，也會使「氣」集中，所以，也不能一概而論的認為不好。

氣味與「氣」有關係

聲音與「氣」的發生有關，人類的皮膚平時即有微微振動、並發出聲音。不過其振動為八～十二赫茲，人類的耳朵只有在二十赫茲以上才聽得見，所以，皮膚的聲音是聽不見的。氣功師發出「氣」的時候，皮膚的振動也會與往常不同。簡單的說，與腦波中的阿爾法波有相同的振動。被認為是皮膚與腦波出現了共振。

不只是耳朵聽不見的聲音，在實際可以聽見的音樂中，f分之一的晃動被認為與「氣」有關。所以聽f分之一晃動的音樂，腦中容易發生阿爾法波，而且，具有促進植物發育的效果。所以，播放此類的音樂也具有氣功的效果。

除此之外，氣味與「氣」也有密切的關係。

最近有一種芳香療法，就是利用植物或藥草的芳香使人放鬆或提高集中力。對藥草知之甚詳的女性，或許對此十分了解，例如，已廣為人知的薰衣草可刺激副交感神經，具有放鬆身心、容易睡眠的效果。

關於「氣」的實驗，若能留意香氣的問題，也許可以得到好的效果。根據我的實驗，以科學化精製的製品含「氣」不好，生藥狀的「氣」含有率高，在未來不斷的實驗中將可確認其結果。

容易放出「氣」的環境，就是容易放鬆的環境

除了前面提過的之外，控制「氣」的環境條件仍然相當多。雖然確認的實驗仍未進行，但是，應該離不開我推論的範圍。在這裡若一一說明實在太煩雜，所以只好加以省略。「氣」的控制最重要的是環境條件的完備。而且，這裡所列的都與放鬆效果有關。也可作為疲勞或焦慮時的參考，欣賞音樂或聞聞藥草的香味，都有相當不錯的效果。

如上所述，若用現代的方式說明風水學，就是由自然環境（山峰或流水）所造成的，該土地所含的地磁氣、地電流、磁場及離子全部加以判斷，以了解土地之「氣」的學問，並將其應用於都市、寺院、王宮、墓地的建築。

而且，這不僅是分辨土地好壞的學問，也是一種讓不好的土地變好，讓好的土地更好的一門屬於環境設定的學問。

不論如何，的確有「氣」容易發出的環境與不容易發出的環境。也就是說，分成了「氣」喜歡的環境與「氣」不喜歡的環境。

在我過去的實驗中，剛開始時氣功師經常無法順利的發出「氣」，當時並不了解原因為何，現在可以知道是環境設定失敗，使實驗的地方成為「氣」發不出來的環境，是最大的原因。而控制「氣」的第三種為人工外氣控制裝置，將於第四章詳述。

⒀人人皆可控制「氣」

小孩子容易發出「氣」的理由

自從「氣」在日本成為熱潮之後，有很多人試著自己發出「氣」來挑戰。但是，因為一時的失敗而放棄控制「氣」的也相當多。一般人都認為「氣」的控制是某種先天所具有的特別能力，我覺得這是一種錯誤的觀念。任何人都具有發出「氣」的潛能，只是這項能力沒有被引出而已。

這一點，從越小的孩子越容易發出「氣」即可得到證明。這是很久以前的故事，一九七四年，美國的超能力者由里、凱勒來日訪問，許多看了電視的孩子都認為「自己也可以弄彎湯匙」，出現一大群的超能力少年、少女。但是，當時否認超能力是騙人的否定聲浪極高，而且因為是在電視上播出的，很容易有做假的情況，而那些出現超能力的孩子也都在不久之後失去此種能力。

而且，當時的表演是把能弄彎湯匙的少年叫來攝影棚，一大堆的人興致勃勃的守著準備看超能力的「實演」。前面也曾再三提過，在此種狀態之下「氣」是很難發揮的，但是，當時並不了解這一點，當那些電視台拍不到他們想要的精采畫面時，就認為他們絕對沒有超能力。但是令人心痛的是這些孩子的心已經受到了傷害。

用超能力弄彎湯匙的事，我後來曾經確定過。弄彎的湯匙與加上物理性力量的湯匙，兩者的斷面是不一樣的。

其經過大致如此，當時的確很多的孩子可以發揮簡單的超能力。這與孩子看見由里・凱勒的超能力表演之後，單純的認同超能力的存在，覺得自己也可以有超能力的想法不無關聯。由於毫不懷疑的相信超能力存在，只要稍作練習，就能引導出能力，才會使那些孩子爭先恐後的表現自己。

而大人即使親眼看見了超能力，也不會輕易相信。反而會起疑的想「真的嗎」「可能動了什麼手腳」，正因為聽到別人有超能力，立刻會有「真的嗎」的疑問，所以才無法發揮能力。這樣的疑問與疑念，連應該可以藉變性意識狀態打開的無意識大門，也被緊緊封閉。

在中國讓孩子發揮超能力的訓練十分盛行，令人驚訝的是，接受訓練的孩子約有一半可以發揮超能力。這正顯示了孩子比較容易發出超能力，更表示超能力不是特別的能力，而是人人都具備的能力。

這裡以超能力為例，說明「氣」與超能力的本質相同，而且每個人都有控制「氣」的能力，孩子們一般都虛心的相信「氣」的存在，所以才能發出「氣」。

「氣」有「誘發效果」

正如由里•凱勒來日訪問時，日本出現許多超能力少年少女的情況一樣，中國也曾誕生衆多的超能力少年少女。其契機是發現可用耳朵讀字的唐雨少年。結果，具有透視、心靈感應等令人驚異之超能力的人逐一出現。

這可能是因為原本就具有透視等超能力的孩子，並不認為這是特殊能力，所以從來沒有開口說過，或者害怕會因為特殊能力而被同伴排斥，所以加以隱瞞，一直等到這種能力被肯定之後，才自己承認。

可是，衆多超能力少年少女的誕生，應該不是僅僅如此單純而已。以日本的情況來說，必須由里・凱勒意識的「場」，與孩子的意識同步，才能發揮超能力。

意識本來就被認為是具有能量的。近代科學中也有「場」的概念，正如電磁波或靜電場一樣，某些空間也存在著能量的狀態。這些「場」具有的能量雖然五官感覺不到，但確實是存在的。

意識也擁有能量，所以才能夠形成場，但是一般人都沒有發覺到意識能量的存在與使用方法，在這種情況下，不會形成「意識的場」。可是，我認為若是在特別的條件設定之下，形成了「意識的場」，則意識會與能量連接而得以控制「氣」。

氣功師在進行氣功治療時，也會造成「意識的場」，與患者的意識同步，即可促使彼此能量交流，藉著意識的能量交流，氣功師可以自由控制「氣」。從實驗的結果中可以確認，當氣功師送「氣」時，表示送氣者與接受者已經產生同樣的調子。

我認為超能力少年少女的誕生也是相同的情況，由於孩子們的意識與由里・凱勒意識的場形成同樣的調子，使孩子們與他的意識及能力連接，才使得超能力開花。

如此，當「意識之場」存在時，若人的氣與之連接，「氣」的開關就會被打開，這就是我所謂的「氣」的「誘發效果」。

成人的情況也是一樣，親身感覺到「氣」的輸入之後，才發現自己也可發出「氣」。這也是「氣」的「誘發效果」。

過分受常識束縛無法了解「氣」

世界上有人對「氣」很敏感而有人則否。例如，到某些場所時，多半的人感受不到異常，少數人則會有胸口苦悶或不快感。或者是突然覺得「今天莫名其妙的感到不對勁」而改變通勤的路線。

後來才發現感到不快的場所散發著惡「氣」，或是若照往常的通勤路線，就有被捲入事故的可能。此意味這些人對「氣」的變化敏感。即使沒有特別訓練而對「氣」的變化敏感的人，以女性居多。

此與女性不以邏輯，而以直覺行動的強烈傾向有關。女性的行動多半沒有什麼理由。

「覺得想買就去買」「覺得想做就去做」，卻無法有系統的說明行動的理由，而男性方面則比較傾向於勉強導出理由，總是說：「我選擇與以往不同的通勤路線是有××理由的。」一般的男性若是找不到改變通勤路線的理由，大多數人都維持相同的路線。

當然，女性之中也有非為自己的行動找出理由不可的人，而男性之中，也有人不因為什麼就行動了，這裡我想說的不是男女差異的問題，而是要說明，若總是在沒有理由之下勉強的找出理由，是不容易發現「氣」的存在。

這些人即使接受氣功師的治療，或是到「氣」含量高的場所，可能也無法充分接收「氣」。當然，也幾乎不可能自己控制「氣」。

一定非用邏輯思考不可，表示受一般常識的束縛。

例如，新力的隨身聽，是可隨身攜帶，隨時聽音樂的小型放音機，是在深井大先生偶然的概念中誕生的。可是，在商品化的時候，公司內卻以不具錄音機功能的放音機如何能夠暢銷，而有極高的反對聲浪。的確，依過去的常識判斷，錄放音機必須同時具有錄音、放音功能，從這樣的常識判斷，只具放音功能的確是缺陷商品，可是，這樣的「缺陷商品」卻成了極暢銷的商品。

在邏輯思考中，腦波是以貝塔波佔優勢。理性強力作用時，無意識的門呈緊閉狀態。在此種狀態下，不論如何思考，也無法有好的構想出現，「氣」也處於不易發生的狀態。

話雖如此，要脫離常識是相當困難的。當我們必須進行判斷時，往往容易依賴常識作為判斷材料。因為靠常識判斷才最能令人安心。

但是，在考慮「氣」的問題時，應該先把「依常識是不可能的」，稱之為常識的有色眼睛拿掉。坦誠的觀看因「氣」引起的各種現象，才能對「氣」有更深的理解。

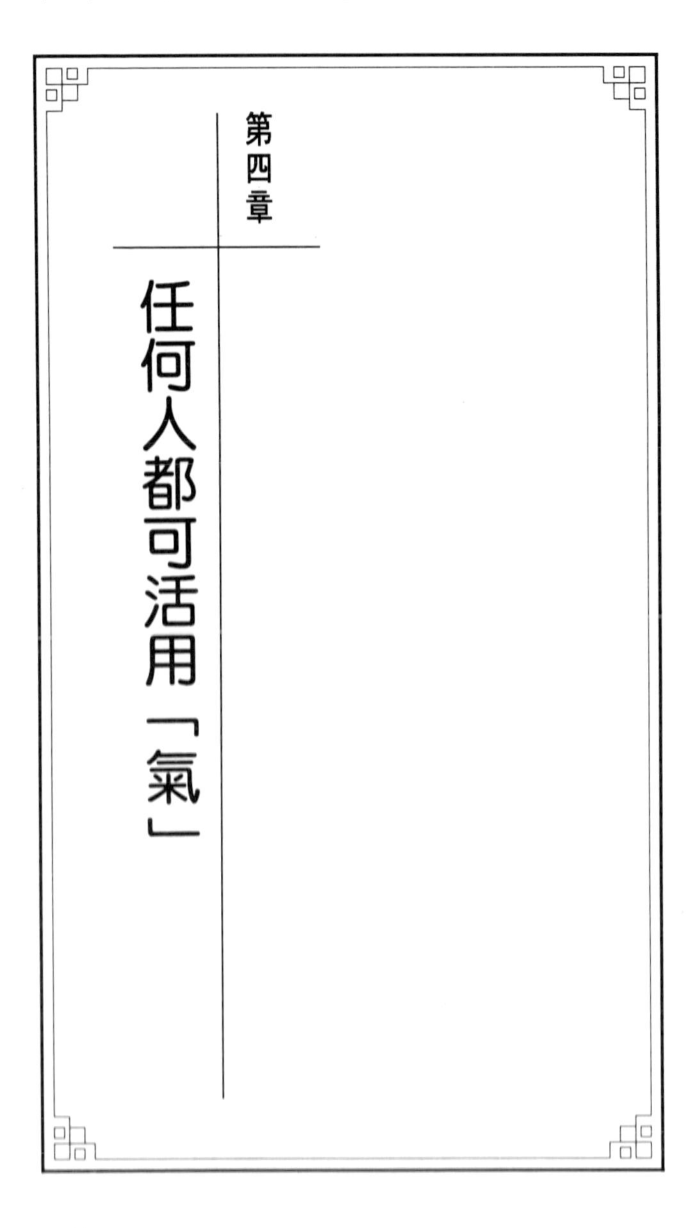

第四章　任何人都可活用「氣」

(14) 電磁波可轉為「氣」

令人擔心的電磁波的不良影響

現代人在各種電化製品的包圍下生活著。兩百多年前，以「神的憤怒」而令人恐懼的雷，其真面目的「電」，現在已成為社會之下不可或缺的一種存在。電所帶來的恩惠是無法估量的。由於有電，人類才會有今天的繁榮。

但是，各位是否知道，電氣它同時也有「害」的一面。

最近經常討論的問題，是電磁波對人類健康的影響。從一九七〇年開始美國所進行的研究指出，身邊的電器、電子機械所發出的電磁波，對身體可能有不良影響。

例如，在電腦前長期作業的女性，據說會有較高的流產率。而且也容易有身心失調的訴求。而電磁波的襲擊也可能成為致癌的因素。因此，整天坐在電腦前工作的人，最好能穿上鉛做的防護罩，即使如此，依然無法完全隔絕不良影響。

當然，不是只有電腦才有電磁波，電器製品也一樣會發出。尤其是最近的電器製品都配備電腦，所以放出更多的電磁波。

但是大多數的情況，都只是微細的電磁波在極短的時間內出現而已，所以有人因此主張不必太擔心。但是這不禁令人懷疑真的可以斷言不需要擔心嗎？

因為電磁波最可怕的地方，是它所影響的是細胞的健康。

「細胞層面」的影響，是指在自己未曾發覺之中受到影響。雖然每天都生活在電磁波中。但並不會出現異常的「症狀」。不會疼痛，也感覺不到任何變化。可是，實際上身體的細胞、腦細胞、神經細胞一直持續的承受壓力。雖然無法自覺，但身體確實產生了變化。

此種狀態若是長期持續，結果會造成神經的障礙、大腦功能降低，內臟或皮膚等的機能障礙。可是，目前哪些疾病與電磁波有因果關係則尚不明確。

例如，高壓電線都有很強的電磁波，根據資料統計，住在高壓電線附近的居民癌症的發生率比較高。可是，這只能說明電磁波有造成癌症的疑慮，無法證明電磁波會造成癌症。

不斷增加的「過勞死」或過敏、特應性皮膚炎等，目前的狀態也只能設定假說，認為原因是「現代社會特有的某些壓力」。若將各種狀況綜合思考，電磁波這些現代病有重大影響是很容易想像的。

可是，若把電磁波視為絕對不好，將我們身邊的電磁波全部消失掉，是不可能做到的。因為我們再也無法回到過去沒有電燈、電視的時代。

但是，若能好好的利用電磁波，情況就不同了。也許有人會認為哪有那麼簡單，其實，這已經有實現的可能了。那就是我所謂的人工外氣控制裝置。裝置的一部份，就是利用電磁波產生「氣」。

隨處都有擾亂人體「氣」的場所

在談此種裝置之前，要詳談電的傷害。電的傷害還可能有如下的情況。電流通的時候一定會產生磁場。在第一章已經說過，電流與磁場是表裡一體的存在。也就是說在無數的電器製品或電線包圍的空間內，會形成人工的「磁場」。

要證實這一點只要拿著指南針在家中四處走動即可。只要一靠近冰箱、電視、電腦等電器製品，指南針就開始亂跑。而在高壓電線下也會發生同樣的情況。那麼，便可以實際感受到現代人生活在混亂的磁場之中。

自古以來，生物都生活在地球所產生的磁場之中，不論遺傳因子或是細胞，也都在這個磁場中培育、進化。也就是說生命所適應的，是南北流動的地磁氣。

在地球上，由於受地質或地形的影響，有很多地區的磁場是不穩的。但是，從歷史的觀點來看，這些地方從來不會成為人口聚集、文明繁榮的地區。而且，多半都為人避忌且不容入侵的。

而且，我們也發現了這些地磁氣不穩的地區，連飄揚在空中的離子也會出現紊亂。這些空中離子的存在很早以前即為人所知，卻一直不引人矚目，最近的研究才發現，這些離子與生物的健康和天候有密切關係。離子分為帶正電與帶負電的兩種，前面也提過，負離子增加時會刺激人類的副交感神經，得到放鬆與舒適。相對的，正離子增加時，會刺激交感神經使人焦慮而不安。

所以，離子如何保持平衡就成為一項很重要的問題，如果出現了不平衡，當然會對人體產生不良的影響。

當然，這些地磁器或空中離子的狀態一般是無法以五官感覺的，但是，古代的人卻在無意識中感受到了它的紊亂，認為那是不適合生命活動的地方而加以避免。

以「氣」的觀點而言，這種地磁氣及空中離子紊亂的場所就是邪氣高的地方。所以會造成人類「氣」的紊亂使身心不適。

形成皇極圖之地區就是好的「氣」聚集地區

由於電器製品的關係，使我們四周的磁場開始紊亂，這也意味著到處都是「氣」紊亂的地區。在這樣的環境之下每天生活，當然會使身體的「氣」環境不良或不平衡，也就是說，對「氣」而言，現代的環境是一樣不好的環境。

那麼，在這個環境之下，要如何促進「氣」的暢通並保持健康呢？要回答這個問題，必須提及第一章所說明的「皇極圖」。

在這裡我們要再回憶一次皇極圖的原理。

簡單的說，當正負成為一對的雙極子互相保持平衡時，就會迴轉而產生「零」，並且聚集「氣」，這就是皇極圖的意義。皇極圖的關係，可以藉由無感線圈以人工的方式造成，也存在於自然界中。

讓我們再談一次地磁氣，對人類而言地磁氣紊亂的場所是不理想的地區，應該要加以避開。而自古文明繁榮的地區或被稱為聖地的地方，卻多半是地磁氣呈現紊亂的現象。或許各位會覺得與磁場紊亂對生命有不良影響的說法相互矛盾，事實上並非如此。

這些場所多半由地電流或地磁氣等能量所造成，當正負離子取得平衡時，會形成旋渦以一定的模式混亂。這就是自然界之皇極圖的一例。在這樣的場所內，「氣」當然是高的，對人類而言，就是一個舒適而又可提高能力的好地方。因此，成為文明繁榮、產生奇蹟的聖地，一點也不算不可思議。

不論是農業或畜牧業，不論是好的土地或不好的土地，同樣的陽光普照，同樣的培育，就會出現收穫多少，成長好壞的分別。而被稱為好土地的場所，或多或少會出現皇極圖的模式，而不好的土地，則會有平衡失調的磁場或是離子混亂的情況。

何謂二極管電路

以形成皇極圖就會產生「氣」的發現為出發點，我們對產生「氣」的裝置不斷進行研究，其中之一就是這裡要介紹的「二極管電路」，那是一種掌握不規則而紊亂的電磁波，將之整流為旋渦（也就是造成皇極圖狀態）的裝置。

二極管是半導體的一種，又稱為「整流器」，也具有將電流流向調整為固定方向噪音的作用。此外，還知道它對非常弱的波長會敏感反應，也對周圍的電磁波產生反應。我們將具有此種特性二極管連接成環狀，以掌握周圍的電磁波，並將此種特殊的環命名為「二極管電路」。但是，發現高速轉換用的二極管連接為環狀後，對生體之血液循環有所助益的，則是酒井優造先生。

簡單的說，「二極管電路」是將電磁波噪音轉變為「氣」的機器。

而更詳細的說明則是，當周圍產生電磁波的時候，二極管電路就會敏感的反應，使微電流成為固定流向。而在這個時候電路會產生電子的雙極子，並畫出皇極圖而形成「零」。

實際上若將二極管電路擺放在靠近皮膚附近的地方，「氣」的影響就會傳達全身。也就是說，皮膚的電氣特性會產生變化，刺激副交感神經，使人放鬆，促進微血管的暢通，這一點已經根據APG、AMI、表面溫度計等之測定實驗確認了。其所產生的變化與從氣功師那裡接收「氣」的人一樣。而且，二極管電路的捲法女性與男性不同，女性為右捲、男性則為左捲。

因此，將二極管電路捲在手指或腰上，即可使周圍常有電磁波噪音，使體皮表面形成「氣場」。獲得調整身體的作用。

這是依東方醫學的基本概念，將混亂的「氣」加以整理以排除障礙，不過，將有害的電磁波噪音轉為對身體有益的「氣」，卻是一種晝期性的裝置。

雖然稱之為裝置，但是二極管電路並不大。由於二極管本身很小，即使捲在身上也不會增加負擔。

由於開發出高性能而又體積小的二極管，因此成為可以輕易的裝在身上的器具而得以成功的商品化。現在有戒指型與腰帶型兩種，並以「代歐拉」（DIOLA）的商品名稱發售。由於電磁波對都市的居民有非常嚴重的影響，為了對身體有益，所以特別在此推薦。

電磁波可以轉為對身體有益的「氣」

二極管電路開發的時候，我非常的確信一件事。那就是若使周圍的磁場或「氣」紊亂，則某部份形成的「皇極圖」，就會產生對生命有益的「氣場」。當然在中國、日本見到的充滿「氣」的土地，都具有特有之旋渦磁場的共通性是很重要的暗示。

不論是自然環境中偶發的「氣」旋。或是大理石等礦物上有意圖形成的旋渦，或是如太極圖般之圖案所造成旋渦……。

在製造對生命有益的「氣」時，必然有旋渦存在。我對這些旋渦以「皇極圖」的意象加以集約，而在控制「氣」的時候，也一定要在腦中出現「皇極圖」的旋渦。

與皇極圖的旋渦極為相似的，就是古代西方在描畫「智慧之神」時在手杖上所畫的兩隻蛇。此外，在宗教畫中也描畫了許多的旋渦或是「螺旋」，我並不認為這是偶然的產物。我們居住的銀河即為旋渦狀的事實，古代的人類很可能藉由直覺感知到了。有旋渦處必然有「氣」，這雖然是我的假說，也許對古代人而言那只是一種常識。

銀河系的中心存在著極為巨大的黑暗，若從這一連串的研究中加以探討，黑洞的存在是理所當然的。因為銀河系本身就是巨大的「皇極圖」，其中很可能存在著令人難以想像的「零的間隙」，造成不斷膨脹的能量。

說得誇張一點，我所開發的二極管電路，不只可以整流我身邊的電磁波，也具有以人工造成宇宙平衡的作用，我更加的確信，今後若開發出更強的產生「氣」的電路，即可使現代人已然失去平衡的肉體回復，引導出自然治癒力或潛在能力等本來就有的力量。

⒂ 無極堂的可能性

中央構造帶的特異點伊那谷，是最好的「氣場」

前面提過，日本列島有多處的斷層，而「氣旋」保持微妙平衡的「零」場也散落各地，其中在日本最大的斷層中央構造帶相互碰撞的伊那谷，是少有的好「氣場」。元極學會的領導人張師父看見伊那谷的「氣」時，保證這裡的「氣」是超群的。在計測磁場時，出現了與中國蓮花山相同的磁場變化。

我們立刻在張師父所指出有強烈「氣場」的長野縣上伊那郡入野谷的地面放置水，進行「氣」的測定實驗。實驗時，在二百CC的塑膠瓶內放入剛做好的離子交換水，用塑膠墊或報紙整個包起來，放置地面，再埋上約三公分厚的土，以避免陽光的直接照射。放置十一天後挖出，測定水的導電率。

結果，得到了超乎想像的成果。其詳細內容在此省略，僅介紹其成果之一，與對照水相比較，放在入野谷的水呈現二・一倍導電率的變化。

這不只表示了入野谷是一個很強的「氣強」，更表示出放置在這樣的場所內，就如同氣功師加入「氣」，甚至於更多的「氣」充滿於水中。

因此，人類若是停留在某些地方，就可以得到如同接受氣功師之「氣」相同的狀態，在沒有進行任何活動之下細胞開始活性化，可以更健康、更聰明。

既然是對人類有良好影響的土地，用來遊玩是極可惜的，將此種「好土地」加以活用，是「氣」的實用化中極為重要的課題。

考慮各種可能性的「無極堂」建築構想

說實話，對於中國氣功師讚不絕口的「氣場」——伊那的入野谷，我希望能運用它的「氣」以造福更多的人。

舉例來說，這裡可以像中國蓮花山一樣，建立一個綜合性的保養、研究設施。或者是青少年教養院、溫泉保養館、老人安養院等。尤其是住在這裡，可以接收「氣」的作用，使身心得到活性化，因為考試而疲憊的學子，可以來這裡恢復原本的年輕與健康，或者在這裡念書，也可促進大腦的作用，提高讀書的效果。老年人居住在這裡，不容易得到因老化而產生的疾病，已經患病的人，也可減輕其症狀。

而且，還可以在這裡興建「氣」之科學計測與實驗的研究設施，或者設置「氣」的訓練設施，做成「氣」的研究中心。在這裡學氣功，會由於極高外氣的作用而促進「氣」的通暢，提高「氣」的控制能力。

我的一個夢想，就是在「氣」最飽滿之場所的中心點，建立一個模仿中國之「元極堂」的無極堂。

「無極堂」的名稱，當然是由我發現的「零」而來的。而且，我希望在「無極堂」能讓更多的人實感到「氣」的影響。在這裡，不只是疾病的治癒，還有精神性的活性化，各種能力的開發，國際性的會議等，希望能開放為更廣泛的溝通場所。

當然，在這樣的「氣場」內，我不希望破壞周圍的自然或盲目的興建建築物。因為若是如此，很容易造成「氣」的混亂，若是可以增加能夠實感「氣」的人，那麼這些人自然可以承受「氣」的作用，實感宇宙的意識。他們也必然會建立起真正容易生活的理想社會。「無極堂」將成為日本人，不，人類進化的一大契機。

不過，這些仍在構想的階段。當地的人們對於這樣的構想有極大的共鳴，紛紛提出具體性的計畫，但是，有關「氣」之利用的部份，仍未獲多數人贊同。這是因為在日本，「氣」仍未能使一般人廣為理解，所以實際上，仍然有人對於這樣的構想保持疑慮。

但是我深信，若能好好的活用氣，則不只一人，全體人類都能夠得到好處。有關於「氣」的活用，有些部份超越了我身為研究者的範圍，但我希望能藉由對「氣」之活用的認真研究[illegible]多增一個可以理解「氣」的人。希望本書能對此有所貢獻。

著者簡介　佐佐木茂美

一九三〇年生於日本長野縣。一九五三年畢業於東北大學工學部。曾任東芝機械，防衛大學講師、電氣通信大學教授。現任電氣通信大學名譽教授、東海大學教授。

早就研究「氣」，以運用專門的機械控制工學知識的科學實驗，證實「氣」的存在，闡明其性質的研究，備受全世界科學家的矚目。

之後，解明「氣」的發生機制，或進行控制「氣」的技術開發，並與中國共同研究，做為研究「氣」的最高權威者正在活躍中。著書有「『氣』的製作方法、提升方法、「更了解『氣』的書」（GOMA書房）

有關使用二極管電路的「DIOLA」，請查詢：

東企興業股份有限公司
地址：台北市松江路二八號一二樓之二
電話：（〇二）五六一－六六八一
傳真：（〇二）五六七－一三四八

大展出版社有限公司	圖書目錄

地址：台北市北投區11204
致遠一路二段12巷1號
郵撥： 0166955～1

電話：(02) 8236031
8236033
傳眞：(02) 8272069

・法律專欄連載・電腦編號 58

台大法學院 法律學系／策劃
法律服務社／編著

①別讓您的權利睡著了1	200元
②別讓您的權利睡著了2	200元

・秘傳占卜系列・電腦編號 14

①手相術	淺野八郎著	150元
②人相術	淺野八郎著	150元
③西洋占星術	淺野八郎著	150元
④中國神奇占卜	淺野八郎著	150元
⑤夢判斷	淺野八郎著	150元
⑥前世、來世占卜	淺野八郎著	150元
⑦法國式血型學	淺野八郎著	150元
⑧靈感、符咒學	淺野八郎著	150元
⑨紙牌占卜學	淺野八郎著	150元
⑩ＥＳＰ超能力占卜	淺野八郎著	150元
⑪猶太數的秘術	淺野八郎著	150元
⑫新心理測驗	淺野八郎著	160元
⑬塔羅牌預言秘法	淺野八郎著	元

・趣味心理講座・電腦編號 15

①性格測驗 1	探索男與女	淺野八郎著	140元
②性格測驗 2	透視人心奧秘	淺野八郎著	140元
③性格測驗 3	發現陌生的自己	淺野八郎著	140元
④性格測驗 4	發現你的真面目	淺野八郎著	140元
⑤性格測驗 5	讓你們吃驚	淺野八郎著	140元
⑥性格測驗 6	洞穿心理盲點	淺野八郎著	140元
⑦性格測驗 7	探索對方心理	淺野八郎著	140元
⑧性格測驗 8	由吃認識自己	淺野八郎著	140元

⑨性格測驗9	戀愛知多少	淺野八郎著	160元
⑩性格測驗10	由裝扮瞭解人心	淺野八郎著	140元
⑪性格測驗11	敲開內心玄機	淺野八郎著	140元
⑫性格測驗12	透視你的未來	淺野八郎著	140元
⑬血型與你的一生		淺野八郎著	160元
⑭趣味推理遊戲		淺野八郎著	160元
⑮行爲語言解析		淺野八郎著	160元

・婦 幼 天 地・電腦編號16

①八萬人減肥成果	黃靜香譯	180元
②三分鐘減肥體操	楊鴻儒譯	150元
③窈窕淑女美髮秘訣	柯素娥譯	130元
④使妳更迷人	成　玉譯	130元
⑤女性的更年期	官舒妍編譯	160元
⑥胎內育兒法	李玉瓊編譯	150元
⑦早產兒袋鼠式護理	唐岱蘭譯	200元
⑧初次懷孕與生產	婦幼天地編譯組	180元
⑨初次育兒12個月	婦幼天地編譯組	180元
⑩斷乳食與幼兒食	婦幼天地編譯組	180元
⑪培養幼兒能力與性向	婦幼天地編譯組	180元
⑫培養幼兒創造力的玩具與遊戲	婦幼天地編譯組	180元
⑬幼兒的症狀與疾病	婦幼天地編譯組	180元
⑭腿部苗條健美法	婦幼天地編譯組	180元
⑮女性腰痛別忽視	婦幼天地編譯組	150元
⑯舒展身心體操術	李玉瓊編譯	130元
⑰三分鐘臉部體操	趙薇妮著	160元
⑱生動的笑容表情術	趙薇妮著	160元
⑲心曠神怡減肥法	川津祐介著	130元
⑳內衣使妳更美麗	陳玄茹譯	130元
㉑瑜伽美姿美容	黃靜香編著	150元
㉒高雅女性裝扮學	陳珮玲譯	180元
㉓蠶糞肌膚美顏法	坂梨秀子著	160元
㉔認識妳的身體	李玉瓊譯	160元
㉕產後恢復苗條體態	居理安・芙萊喬著	200元
㉖正確護髮美容法	山崎伊久江著	180元
㉗安琪拉美姿養生學	安琪拉蘭斯博瑞著	180元
㉘女體性醫學剖析	增田豐著	220元
㉙懷孕與生產剖析	岡部綾子著	180元
㉚斷奶後的健康育兒	東城百合子著	220元
㉛引出孩子幹勁的責罵藝術	多湖輝著	170元

㉜培養孩子獨立的藝術	多湖輝著	170元
㉝子宮肌瘤與卵巢囊腫	陳秀琳編著	180元
㉞下半身減肥法	納他夏・史達賓著	180元
㉟女性自然美容法	吳雅菁編著	180元
㊱再也不發胖	池園悅太郎著	170元
㊲生男生女控制術	中垣勝裕著	220元
㊳使妳的肌膚更亮麗	楊　皓編著	170元
㊴臉部輪廓變美	芝崎義夫著	180元
㊵斑點、皺紋自己治療	高須克彌著	180元
㊶面皰自己治療	伊藤雄康著	180元
㊷隨心所欲瘦身冥想法	原久子著	180元
㊸胎兒革命	鈴木丈織著	元

•青 春 天 地• 電腦編號17

①A血型與星座	柯素娥編譯	120元
②B血型與星座	柯素娥編譯	120元
③O血型與星座	柯素娥編譯	120元
④AB血型與星座	柯素娥編譯	120元
⑤青春期性教室	呂貴嵐編譯	130元
⑥事半功倍讀書法	王毅希編譯	150元
⑦難解數學破題	宋釗宜編譯	130元
⑧速算解題技巧	宋釗宜編譯	130元
⑨小論文寫作秘訣	林顯茂編譯	120元
⑪中學生野外遊戲	熊谷康編著	120元
⑫恐怖極短篇	柯素娥編譯	130元
⑬恐怖夜話	小毛驢編譯	130元
⑭恐怖幽默短篇	小毛驢編譯	120元
⑮黑色幽默短篇	小毛驢編譯	120元
⑯靈異怪談	小毛驢編譯	130元
⑰錯覺遊戲	小毛驢編譯	130元
⑱整人遊戲	小毛驢編著	150元
⑲有趣的超常識	柯素娥編譯	130元
⑳哦！原來如此	林慶旺編譯	130元
㉑趣味競賽100種	劉名揚編譯	120元
㉒數學謎題入門	宋釗宜編譯	150元
㉓數學謎題解析	宋釗宜編譯	150元
㉔透視男女心理	林慶旺編譯	120元
㉕少女情懷的自白	李桂蘭編譯	120元
㉖由兄弟姊妹看命運	李玉瓊編譯	130元
㉗趣味的科學魔術	林慶旺編譯	150元

㉘趣味的心理實驗室	李燕玲編譯	150元
㉙愛與性心理測驗	小毛驢編譯	130元
㉚刑案推理解謎	小毛驢編譯	130元
㉛偵探常識推理	小毛驢編譯	130元
㉜偵探常識解謎	小毛驢編譯	130元
㉝偵探推理遊戲	小毛驢編譯	130元
㉞趣味的超魔術	廖玉山編著	150元
㉟趣味的珍奇發明	柯素娥編著	150元
㊱登山用具與技巧	陳瑞菊編著	150元

•健 康 天 地• 電腦編號18

①壓力的預防與治療	柯素娥編譯	130元
②超科學氣的魔力	柯素娥編譯	130元
③尿療法治病的神奇	中尾良一著	130元
④鐵證如山的尿療法奇蹟	廖玉山譯	120元
⑤一日斷食健康法	葉慈容編譯	150元
⑥胃部強健法	陳炳崑譯	120元
⑦癌症早期檢查法	廖松濤譯	160元
⑧老人痴呆症防止法	柯素娥編譯	130元
⑨松葉汁健康飲料	陳麗芬編譯	130元
⑩揉肚臍健康法	永井秋夫著	150元
⑪過勞死、猝死的預防	卓秀貞編譯	130元
⑫高血壓治療與飲食	藤山順豐著	150元
⑬老人看護指南	柯素娥編譯	150元
⑭美容外科淺談	楊啟宏著	150元
⑮美容外科新境界	楊啟宏著	150元
⑯鹽是天然的醫生	西英司郎著	140元
⑰年輕十歲不是夢	梁瑞麟譯	200元
⑱茶料理治百病	桑野和民著	180元
⑲綠茶治病寶典	桑野和民著	150元
⑳杜仲茶養顏減肥法	西田博著	150元
㉑蜂膠驚人療效	瀨長良三郎著	150元
㉒蜂膠治百病	瀨長良三郎著	180元
㉓醫藥與生活	鄭炳全著	180元
㉔鈣長生寶典	落合敏著	180元
㉕大蒜長生寶典	木下繁太郎著	160元
㉖居家自我健康檢查	石川恭三著	160元
㉗永恒的健康人生	李秀鈴譯	200元
㉘大豆卵磷脂長生寶典	劉雪卿譯	150元
㉙芳香療法	梁艾琳譯	160元

㉚醋長生寶典	柯素娥譯	180元
㉛從星座透視健康	席拉・吉蒂斯著	180元
㉜愉悅自在保健學	野本二士夫著	160元
㉝裸睡健康法	丸山淳士等著	160元
㉞糖尿病預防與治療	藤田順豐著	180元
㉟維他命長生寶典	菅原明子著	180元
㊱維他命C新效果	鐘文訓編	150元
㊲手、腳病理按摩	堤芳朗著	160元
㊳AIDS瞭解與預防	彼得塔歇爾著	180元
㊴甲殼質殼聚糖健康法	沈永嘉譯	160元
㊵神經痛預防與治療	木下眞男著	160元
㊶室內身體鍛鍊法	陳炳崑編著	160元
㊷吃出健康藥膳	劉大器編著	180元
㊸自我指壓術	蘇燕謀編著	160元
㊹紅蘿蔔汁斷食療法	李玉瓊編著	150元
㊺洗心術健康秘法	竺翠萍編譯	170元
㊻枇杷葉健康療法	柯素娥編譯	180元
㊼抗衰血癒	楊啟宏著	180元
㊽與癌搏鬥記	逸見政孝著	180元
㊾冬蟲夏草長生寶典	高橋義博著	170元
㊿痔瘡・大腸疾病先端療法	宮島伸宜著	180元
51膠布治癒頑固慢性病	加瀨建造著	180元
52芝麻神奇健康法	小林貞作著	170元
53香煙能防止癡呆？	高田明和著	180元
54穀菜食治癌療法	佐藤成志著	180元
55貼藥健康法	松原英多著	180元
56克服癌症調和道呼吸法	帶津良一著	180元
57Ｂ型肝炎預防與治療	野村喜重郎著	180元
58青春永駐養生導引術	早島正雄著	180元
59改變呼吸法創造健康	原久子著	180元
60荷爾蒙平衡養生秘訣	出村博著	180元
61水美肌健康法	井戶勝富著	170元
62認識食物掌握健康	廖梅珠編著	170元
63痛風劇痛消除法	鈴木吉彥著	180元
64酸莖菌驚人療效	上田明彥著	180元
65大豆卵磷脂治現代病	神津健一著	200元
66時辰療法——危險時刻凌晨４時	呂建強等著	180元
67自然治癒力提升法	帶津良一著	180元
68巧妙的氣保健法	藤平墨子著	180元
69治癒Ｃ型肝炎	熊田博光著	180元
70肝臟病預防與治療	劉名揚編著	180元

⑪腰痛平衡療法	荒井政信著	180元
⑫根治多汗症、狐臭	稻葉益巳著	220元
⑬40歲以後的骨質疏鬆症	沈永嘉譯	180元
⑭認識中藥	松下一成著	180元
⑮氣的科學	佐佐木茂美著	180元

•實用女性學講座• 電腦編號 19

①解讀女性內心世界	島田一男著	150元
②塑造成熟的女性	島田一男著	150元
③女性整體裝扮學	黃靜香編著	180元
④女性應對禮儀	黃靜香編著	180元
⑤女性婚前必修	小野十傳著	200元
⑥徹底瞭解女人	田口二州著	180元
⑦拆穿女性謊言88招	島田一男著	200元

•校 園 系 列• 電腦編號 20

①讀書集中術	多湖輝著	150元
②應考的訣竅	多湖輝著	150元
③輕鬆讀書贏得聯考	多湖輝著	150元
④讀書記憶秘訣	多湖輝著	150元
⑤視力恢復！超速讀術	江錦雲譯	180元
⑥讀書36計	黃柏松編著	180元
⑦驚人的速讀術	鐘文訓編著	170元
⑧學生課業輔導良方	多湖輝著	180元
⑨超速讀超記憶法	廖松濤編著	180元
⑩速算解題技巧	宋釗宜編著	200元

•實用心理學講座• 電腦編號 21

①拆穿欺騙伎倆	多湖輝著	140元
②創造好構想	多湖輝著	140元
③面對面心理術	多湖輝著	160元
④偽裝心理術	多湖輝著	140元
⑤透視人性弱點	多湖輝著	140元
⑥自我表現術	多湖輝著	180元
⑦不可思議的人性心理	多湖輝著	150元
⑧催眠術入門	多湖輝著	150元
⑨責罵部屬的藝術	多湖輝著	150元
⑩精神力	多湖輝著	150元

⑪厚黑說服術	多湖輝著	150元
⑫集中力	多湖輝著	150元
⑬構想力	多湖輝著	150元
⑭深層心理術	多湖輝著	160元
⑮深層語言術	多湖輝著	160元
⑯深層說服術	多湖輝著	180元
⑰掌握潛在心理	多湖輝著	160元
⑱洞悉心理陷阱	多湖輝著	180元
⑲解讀金錢心理	多湖輝著	180元
⑳拆穿語言圈套	多湖輝著	180元
㉑語言的內心玄機	多湖輝著	180元

•超現實心理講座• 電腦編號22

①超意識覺醒法	詹蔚芬編譯	130元
②護摩秘法與人生	劉名揚編譯	130元
③秘法！超級仙術入門	陸　明譯	150元
④給地球人的訊息	柯素娥編著	150元
⑤密教的神通力	劉名揚編著	130元
⑥神秘奇妙的世界	平川陽一著	180元
⑦地球文明的超革命	吳秋嬌譯	200元
⑧力量石的秘密	吳秋嬌譯	180元
⑨超能力的靈異世界	馬小莉譯	200元
⑩逃離地球毀滅的命運	吳秋嬌譯	200元
⑪宇宙與地球終結之謎	南山宏著	200元
⑫驚世奇功揭秘	傅起鳳著	200元
⑬啟發身心潛力心象訓練法	栗田昌裕著	180元
⑭仙道術遁甲法	高藤聰一郎著	220元
⑮神通力的秘密	中岡俊哉著	180元
⑯仙人成仙術	高藤聰一郎著	200元
⑰仙道符咒氣功法	高藤聰一郎著	220元
⑱仙道風水術尋龍法	高藤聰一郎著	200元
⑲仙道奇蹟超幻像	高藤聰一郎著	200元
⑳仙道鍊金術房中法	高藤聰一郎著	200元
㉑奇蹟超醫療治癒難病	深野一幸著	220元
㉒揭開月球的神秘力量	超科學研究會	180元
㉓西藏密教奧義	高藤聰一郎著	250元

•養 生 保 健• 電腦編號23

①醫療養生氣功	黃孝寬著	250元

②中國氣功圖譜	余功保著	230元
③少林醫療氣功精粹	井玉蘭著	250元
④龍形實用氣功	吳大才等著	220元
⑤魚戲增視強身氣功	宮　嬰著	220元
⑥嚴新氣功	前新培金著	250元
⑦道家玄牝氣功	張　章著	200元
⑧仙家秘傳袪病功	李遠國著	160元
⑨少林十大健身功	秦慶豐著	180元
⑩中國自控氣功	張明武著	250元
⑪醫療防癌氣功	黃孝寬著	250元
⑫醫療強身氣功	黃孝寬著	250元
⑬醫療點穴氣功	黃孝寬著	250元
⑭中國八卦如意功	趙維漢著	180元
⑮正宗馬禮堂養氣功	馬禮堂著	420元
⑯秘傳道家筋經內丹功	王慶餘著	280元
⑰三元開慧功	辛桂林著	250元
⑱防癌治癌新氣功	郭　林著	180元
⑲禪定與佛家氣功修煉	劉天君著	200元
⑳顛倒之術	梅自強著	360元
㉑簡明氣功辭典	吳家駿編	360元
㉒八卦三合功	張全亮著	230元

•社會人智囊• 電腦編號 24

①糾紛談判術	清水增三著	160元
②創造關鍵術	淺野八郎著	150元
③觀人術	淺野八郎著	180元
④應急詭辯術	廖英迪編著	160元
⑤天才家學習術	木原武一著	160元
⑥猫型狗式鑑人術	淺野八郎著	180元
⑦逆轉運掌握術	淺野八郎著	180元
⑧人際圓融術	澀谷昌三著	160元
⑨解讀人心術	淺野八郎著	180元
⑩與上司水乳交融術	秋元隆司著	180元
⑪男女心態定律	小田晉著	180元
⑫幽默說話術	林振輝編著	200元
⑬人能信賴幾分	淺野八郎著	180元
⑭我一定能成功	李玉瓊譯	180元
⑮獻給青年的嘉言	陳蒼杰譯	180元
⑯知人、知面、知其心	林振輝編著	180元
⑰塑造堅強的個性	坂上肇著	180元

⑱爲自己而活	佐藤綾子著	180元
⑲未來十年與愉快生活有約	船井幸雄著	180元
⑳超級銷售話術	杜秀卿譯	180元
㉑感性培育術	黃靜香編著	180元
㉒公司新鮮人的禮儀規範	蔡媛惠譯	180元
㉓傑出職員鍛鍊術	佐佐木正著	180元
㉔面談獲勝戰略	李芳黛譯	180元
㉕金玉良言撼人心	森純大著	180元
㉖男女幽默趣典	劉華亭編著	180元
㉗機智說話術	劉華亭編著	180元
㉘心理諮商室	柯素娥譯	180元
㉙如何在公司頭角崢嶸	佐佐木正著	180元
㉚機智應對術	李玉瓊編著	200元

•精 選 系 列• 電腦編號25

①毛澤東與鄧小平	渡邊利夫等著	280元
②中國大崩裂	江戶介雄著	180元
③台灣•亞洲奇蹟	上村幸治著	220元
④7-ELEVEN高盈收策略	國友隆一著	180元
⑤台灣獨立	森　詠著	200元
⑥迷失中國的末路	江戶雄介著	220元
⑦2000年5月全世界毀滅	紫藤甲子男著	180元
⑧失去鄧小平的中國	小島朋之著	220元

•運 動 遊 戲• 電腦編號26

①雙人運動	李玉瓊譯	160元
②愉快的跳繩運動	廖玉山譯	180元
③運動會項目精選	王佑京譯	150元
④肋木運動	廖玉山譯	150元
⑤測力運動	王佑宗譯	150元

•休 閒 娛 樂• 電腦編號27

①海水魚飼養法	田中智浩著	300元
②金魚飼養法	曾雪玫譯	250元
③熱門海水魚	毛利匡明著	元
④愛犬的教養與訓練	池田好雄著	250元

•銀髮族智慧學• 電腦編號 28

①銀髮六十樂逍遙	多湖輝著	170元
②人生六十反年輕	多湖輝著	170元
③六十歲的決斷	多湖輝著	170元

•飲 食 保 健• 電腦編號 29

①自己製作健康茶	大海淳著	220元
②好吃、具藥效茶料理	德永睦子著	220元
③改善慢性病健康藥草茶	吳秋嬌譯	200元
④藥酒與健康果菜汁	成玉編著	250元

•家庭醫學保健• 電腦編號 30

①女性醫學大全	雨森良彥著	380元
②初爲人父育兒寶典	小瀧周曹著	220元
③性活力強健法	相建華著	200元
④30歲以上的懷孕與生產	李芳黛編著	220元
⑤舒適的女性更年期	野末悅子著	200元
⑥夫妻前戲的技巧	笠井寬司著	200元
⑦病理足穴按摩	金慧明著	220元
⑧爸爸的更年期	河野孝旺著	200元
⑨橡皮帶健康法	山田晶著	200元
⑩33天健美減肥	相建華等著	180元
⑪男性健美入門	孫玉祿編著	180元

•心 靈 雅 集• 電腦編號 00

①禪言佛語看人生	松濤弘道著	180元
②禪密教的奧秘	葉逯謙譯	120元
③觀音大法力	田口日勝著	120元
④觀音法力的大功德	田口日勝著	120元
⑤達摩禪106智慧	劉華亭編譯	220元
⑥有趣的佛教研究	葉逯謙編譯	170元
⑦夢的開運法	蕭京凌譯	130元
⑧禪學智慧	柯素娥編譯	130元
⑨女性佛教入門	許俐萍譯	110元
⑩佛像小百科	心靈雅集編譯組	130元
⑪佛教小百科趣談	心靈雅集編譯組	120元

⑫佛教小百科漫談	心靈雅集編譯組	150元
⑬佛教知識小百科	心靈雅集編譯組	150元
⑭佛學名言智慧	松濤弘道著	220元
⑮釋迦名言智慧	松濤弘道著	220元
⑯活人禪	平田精耕著	120元
⑰坐禪入門	柯素娥編譯	150元
⑱現代禪悟	柯素娥編譯	130元
⑲道元禪師語錄	心靈雅集編譯組	130元
⑳佛學經典指南	心靈雅集編譯組	130元
㉑何謂「生」　阿含經	心靈雅集編譯組	150元
㉒一切皆空　般若心經	心靈雅集編譯組	150元
㉓超越迷惘　法句經	心靈雅集編譯組	130元
㉔開拓宇宙觀　華嚴經	心靈雅集編譯組	130元
㉕真實之道　法華經	心靈雅集編譯組	130元
㉖自由自在　涅槃經	心靈雅集編譯組	130元
㉗沈默的教示　維摩經	心靈雅集編譯組	150元
㉘開通心眼　佛語佛戒	心靈雅集編譯組	130元
㉙揭秘寶庫　密教經典	心靈雅集編譯組	180元
㉚坐禪與養生	廖松濤譯	110元
㉛釋尊十戒	柯素娥編譯	120元
㉜佛法與神通	劉欣如編著	120元
㉝悟（正法眼藏的世界）	柯素娥編譯	120元
㉞只管打坐	劉欣如編著	120元
㉟喬答摩・佛陀傳	劉欣如編著	120元
㊱唐玄奘留學記	劉欣如編著	120元
㊲佛教的人生觀	劉欣如編譯	110元
㊳無門關（上卷）	心靈雅集編譯組	150元
㊴無門關（下卷）	心靈雅集編譯組	150元
㊵業的思想	劉欣如編著	130元
㊶佛法難學嗎	劉欣如著	140元
㊷佛法實用嗎	劉欣如著	140元
㊸佛法殊勝嗎	劉欣如著	140元
㊹因果報應法則	李常傳編	140元
㊺佛教醫學的奧秘	劉欣如編著	150元
㊻紅塵絕唱	海　若著	130元
㊼佛教生活風情	洪丕謨、姜玉珍著	220元
㊽行住坐臥有佛法	劉欣如著	160元
㊾起心動念是佛法	劉欣如著	160元
㊿四字禪語	曹洞宗青年會	200元
51妙法蓮華經	劉欣如編著	160元
52根本佛教與大乘佛教	葉作森編	180元

(53)大乘佛經	定方晟著	180元
(54)須彌山與極樂世界	定方晟著	180元
(55)阿闍世的悟道	定方晟著	180元
(56)金剛經的生活智慧	劉欣如著	180元

・經 營 管 理・電腦編號 01

◎創新經營管理六十六大計（精）	蔡弘文編	780元
①如何獲取生意情報	蘇燕謀譯	110元
②經濟常識問答	蘇燕謀譯	130元
④台灣商戰風雲錄	陳中雄著	120元
⑤推銷大王秘錄	原一平著	180元
⑥新創意・賺大錢	王家成譯	90元
⑦工廠管理新手法	琪　輝著	120元
⑨經營參謀	柯順隆譯	120元
⑩美國實業24小時	柯順隆譯	80元
⑪撼動人心的推銷法	原一平著	150元
⑫高竿經營法	蔡弘文編	120元
⑬如何掌握顧客	柯順隆譯	150元
⑭一等一賺錢策略	蔡弘文編	120元
⑯成功經營妙方	鐘文訓著	120元
⑰一流的管理	蔡弘文編	150元
⑱外國人看中韓經濟	劉華亭譯	150元
⑳突破商場人際學	林振輝編著	90元
㉑無中生有術	琪輝編著	140元
㉒如何使女人打開錢包	林振輝編著	100元
㉓操縱上司術	邑井操著	90元
㉔小公司經營策略	王嘉誠著	160元
㉕成功的會議技巧	鐘文訓編譯	100元
㉖新時代老闆學	黃柏松編著	100元
㉗如何創造商場智囊團	林振輝編譯	150元
㉘十分鐘推銷術	林振輝編譯	180元
㉙五分鐘育才	黃柏松編譯	100元
㉚成功商場戰術	陸明編譯	100元
㉛商場談話技巧	劉華亭編譯	120元
㉜企業帝王學	鐘文訓譯	90元
㉝自我經濟學	廖松濤編譯	100元
㉞一流的經營	陶田生編著	120元
㉟女性職員管理術	王昭國編譯	120元
㊱ＩＢＭ的人事管理	鐘文訓編譯	150元
㊲現代電腦常識	王昭國編譯	150元

㊳電腦管理的危機	鐘文訓編譯	120元
㊴如何發揮廣告效果	王昭國編譯	150元
㊵最新管理技巧	王昭國編譯	150元
㊶一流推銷術	廖松濤編譯	150元
㊷包裝與促銷技巧	王昭國編譯	130元
㊸企業王國指揮塔	松下幸之助著	120元
㊹企業精銳兵團	松下幸之助著	120元
㊺企業人事管理	松下幸之助著	100元
㊻華僑經商致富術	廖松濤編譯	130元
㊼豐田式銷售技巧	廖松濤編譯	180元
㊽如何掌握銷售技巧	王昭國編著	130元
㊿洞燭機先的經營	鐘文訓編譯	150元
52新世紀的服務業	鐘文訓編譯	100元
53成功的領導者	廖松濤編譯	120元
54女推銷員成功術	李玉瓊編譯	130元
55ＩＢＭ人才培育術	鐘文訓編譯	100元
56企業人自我突破法	黃琪輝編著	150元
58財富開發術	蔡弘文編著	130元
59成功的店舖設計	鐘文訓編著	150元
61企管回春法	蔡弘文編著	130元
62小企業經營指南	鐘文訓編譯	100元
63商場致勝名言	鐘文訓編譯	150元
64迎接商業新時代	廖松濤編譯	100元
66新手股票投資入門	何朝乾　編	200元
67上揚股與下跌股	何朝乾編譯	180元
68股票速成學	何朝乾編譯	200元
69理財與股票投資策略	黃俊豪編著	180元
70黃金投資策略	黃俊豪編著	180元
71厚黑管理學	廖松濤編譯	180元
72股市致勝格言	呂梅莎編譯	180元
73透視西武集團	林谷燁編譯	150元
76巡迴行銷術	陳蒼杰譯	150元
77推銷的魔術	王嘉誠譯	120元
7860秒指導部屬	周蓮芬編譯	150元
79精銳女推銷員特訓	李玉瓊編譯	130元
80企劃、提案、報告圖表的技巧	鄭　汶　譯	180元
81海外不動產投資	許達守編譯	150元
82八百件的世界策略	李玉瓊譯	150元
83服務業品質管理	吳宜芬譯	180元
84零庫存銷售	黃東謙編譯	150元
85三分鐘推銷管理	劉名揚編譯	150元

⑧⑥推銷大王奮鬥史	原一平著	150元
⑧⑦豐田汽車的生產管理	林谷燁編譯	150元

•成功寶庫• 電腦編號 02

①上班族交際術	江森滋著	100元
②拍馬屁訣竅	廖玉山編譯	110元
④聽話的藝術	歐陽輝編譯	110元
⑨求職轉業成功術	陳 義編著	110元
⑩上班族禮儀	廖玉山編著	120元
⑪接近心理學	李玉瓊編著	100元
⑫創造自信的新人生	廖松濤編著	120元
⑭上班族如何出人頭地	廖松濤編著	100元
⑮神奇瞬間瞑想法	廖松濤編譯	100元
⑯人生成功之鑰	楊意苓編著	150元
⑲給企業人的諍言	鐘文訓編著	120元
⑳企業家自律訓練法	陳 義編譯	100元
㉑上班族妖怪學	廖松濤編著	100元
㉒猶太人縱橫世界的奇蹟	孟佑政編著	110元
㉓訪問推銷術	黃静香編著	130元
㉕你是上班族中強者	嚴思圖編著	100元
㉖向失敗挑戰	黃静香編著	100元
㉚成功頓悟100則	蕭京凌編譯	130元
㉛掌握好運100則	蕭京凌編譯	110元
㉜知性幽默	李玉瓊編譯	130元
㉝熟記對方絕招	黃静香編譯	100元
㉞男性成功秘訣	陳蒼杰編譯	130元
㊱業務員成功秘方	李玉瓊編著	120元
㊲察言觀色的技巧	劉華亭編著	180元
㊳一流領導力	施義彥編譯	120元
㊴一流說服力	李玉瓊編著	130元
㊵30秒鐘推銷術	廖松濤編譯	150元
㊶猶太成功商法	周蓮芬編譯	120元
㊷尖端時代行銷策略	陳蒼杰編著	100元
㊸顧客管理學	廖松濤編著	100元
㊹如何使對方說Yes	程 羲編著	150元
㊺如何提高工作效率	劉華亭編著	150元
㊼上班族口才學	楊鴻儒譯	120元
㊽上班族新鮮人須知	程 羲編著	120元
㊾如何左右逢源	程 羲編著	130元
㊿語言的心理戰	多湖輝著	130元

書名	作者	價格
㉛扣人心弦演說術	劉名揚編著	120元
㉝如何增進記憶力、集中力	廖松濤譯	130元
㉟性惡企業管理學	陳蒼杰譯	130元
㊱自我啟發200招	楊鴻儒編著	150元
㊲做個傑出女職員	劉名揚編著	130元
㊳靈活的集團營運術	楊鴻儒編著	120元
㊵個案研究活用法	楊鴻儒編著	130元
㊶企業教育訓練遊戲	楊鴻儒編著	120元
㊷管理者的智慧	程　義編譯	130元
㊸做個佼佼管理者	馬筱莉編譯	130元
㊹智慧型說話技巧	沈永嘉編譯	130元
㊻活用佛學於經營	松濤弘道著	150元
㊼活用禪學於企業	柯素娥編譯	130元
㊽詭辯的智慧	沈永嘉編譯	150元
㊾幽默詭辯術	廖玉山編譯	150元
㊿拿破崙智慧箴言	柯素娥編譯	130元
71自我培育・超越	蕭京凌編譯	150元
74時間即一切	沈永嘉編譯	130元
75自我脫胎換骨	柯素娥譯	150元
76贏在起跑點—人才培育鐵則	楊鴻儒編譯	150元
77做一枚活棋	李玉瓊編譯	130元
78面試成功戰略	柯素娥編譯	130元
79自我介紹與社交禮儀	柯素娥編譯	150元
80說NO的技巧	廖玉山編譯	130元
81瞬間攻破心防法	廖玉山編譯	120元
82改變一生的名言	李玉瓊編譯	130元
83性格性向創前程	楊鴻儒編譯	130元
84訪問行銷新竅門	廖玉山編譯	150元
85無所不達的推銷話術	李玉瓊編譯	150元

•處世智慧•電腦編號03

書名	作者	價格
①如何改變你自己	陸明編譯	120元
⑥靈感成功術	譚繼山編譯	80元
⑧扭轉一生的五分鐘	黃柏松編譯	100元
⑩現代人的詭計	林振輝譯	100元
⑫如何利用你的時間	蘇遠謀譯	80元
⑬口才必勝術	黃柏松編譯	120元
⑭女性的智慧	譚繼山編譯	90元
⑮如何突破孤獨	張文志編譯	80元
⑯人生的體驗	陸明編譯	80元

⑰微笑社交術	張芳明譯	90元
⑱幽默吹牛術	金子登著	90元
⑲攻心說服術	多湖輝著	100元
⑳當機立斷	陸明編譯	70元
㉑勝利者的戰略	宋恩臨編譯	80元
㉒如何交朋友	安紀芳編著	70元
㉓鬥智奇謀（諸葛孔明兵法）	陳炳崑著	70元
㉔慧心良言	亦　奇著	80元
㉕名家慧語	蔡逸鴻主編	90元
㉗稱霸者啟示金言	黃柏松編譯	90元
㉘如何發揮你的潛能	陸明編譯	90元
㉙女人身態語言學	李常傳譯	130元
㉚摸透女人心	張文志譯	90元
㉛現代戀愛秘訣	王家成譯	70元
㉜給女人的悄悄話	妮倩編譯	90元
㉞如何開拓快樂人生	陸明編譯	90元
㉟驚人時間活用法	鐘文訓譯	80元
㊱成功的捷徑	鐘文訓譯	70元
㊲幽默逗笑術	林振輝著	120元
㊳活用血型讀書法	陳炳崑譯	80元
㊴心　燈	葉于模著	100元
㊵當心受騙	林顯茂譯	90元
㊶心・體・命運	蘇燕謀譯	70元
㊷如何使頭腦更敏銳	陸明編譯	70元
㊸宮本武藏五輪書金言錄	宮本武藏著	100元
㊺勇者的智慧	黃柏松編譯	80元
㊼成熟的愛	林振輝譯	120元
㊽現代女性駕馭術	蔡德華著	90元
㊾禁忌遊戲	酒井潔著	90元
52摸透男人心	劉華亭編譯	80元
53如何達成願望	謝世輝著	90元
54創造奇蹟的「想念法」	謝世輝著	90元
55創造成功奇蹟	謝世輝著	90元
57幻想與成功	廖松濤譯	80元
58反派角色的啟示	廖松濤編譯	70元
59現代女性須知	劉華亭編著	75元
62如何突破內向	姜倩怡編譯	110元
64讀心術入門	王家成編譯	100元
65如何解除內心壓力	林美羽編著	110元
66取信於人的技巧	多湖輝著	110元
67如何培養堅強的自我	林美羽編著	90元

國家圖書館出版品預行編目資料

認識氣的科學／佐佐木茂美著；陳蒼杰譯
一初版,一臺北市，大展，民86
面；　　公分；一（健康天地；75）
譯自：ここまでわかった「気」の科學
ISBN 957-557-724-8（平裝）
1. 健康法
411.12　　　　86006490

原書名：ここまでわかった「気」の科學
著者姓名：佐佐木茂美

原出版所：株式会社　ごま書房
版權代理：宏儒企業有限公司

認識氣的科學　　ISBN 957-557-724-8

原著者／佐佐木茂美
編譯者／陳　蒼　杰
發行人／蔡　森　明
出版者／大展出版社有限公司
社　　址／台北市北投區（石牌）致遠一路二段12巷1號
電　　話／(02) 8236031・8236033
傳　　眞／(02) 8272069
郵政劃撥／0166955－1
登記證／局版臺業字第2171號
承印者／國順圖書印刷公司
裝　　訂／嶸興裝訂有限公司
排版者／千兵企業有限公司
電　　話／(02) 8812643
初版1刷／1997年（民86年）8月

定　　價／180元

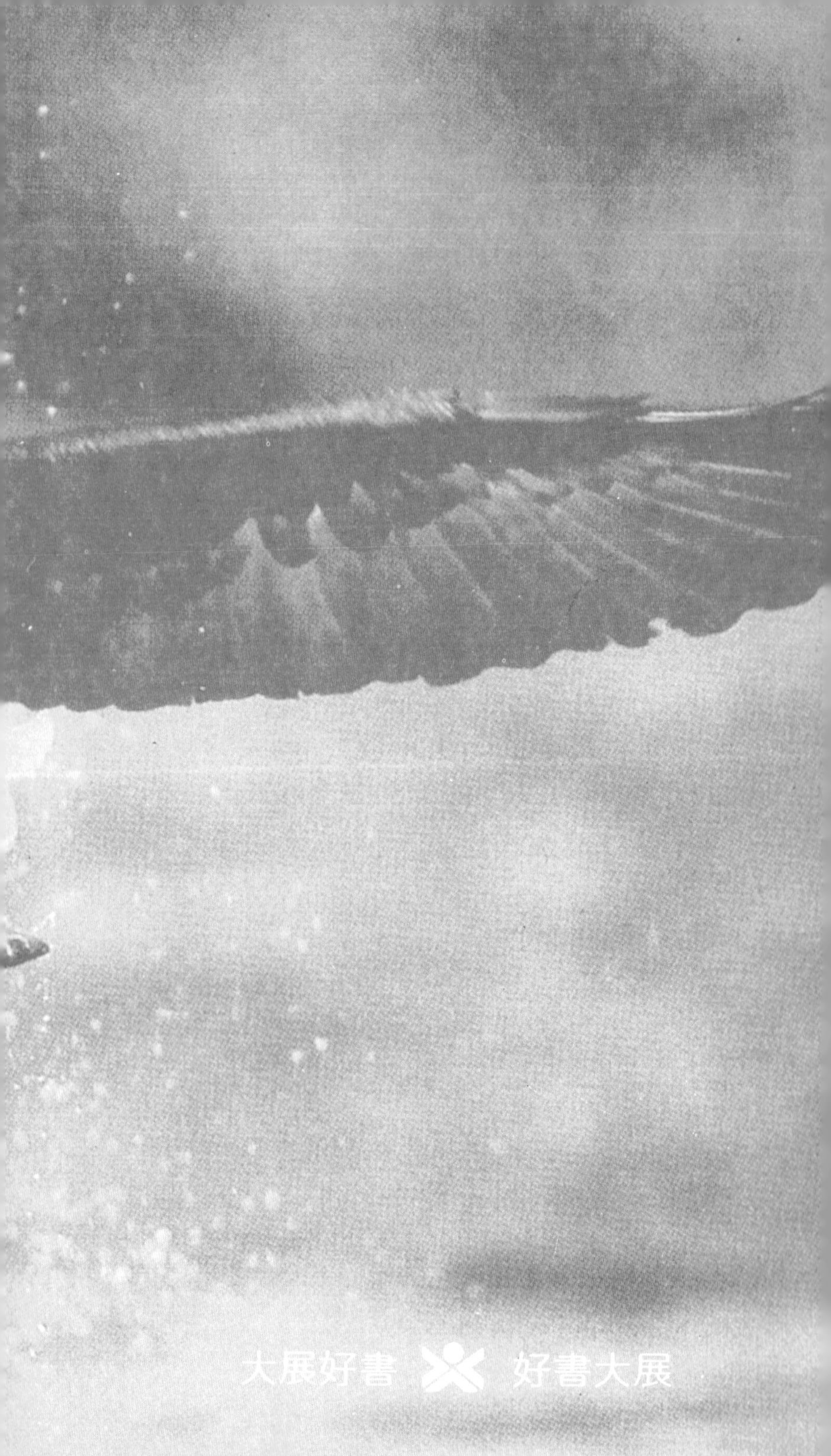
大展好書　好書大展

大展好書 好書大展